JN051077

# 超音波による乳がん検診の手引き

## ～精度管理マニュアル～

## 改訂第2版

編集

日本乳癌検診学会乳房超音波検診精度管理委員会

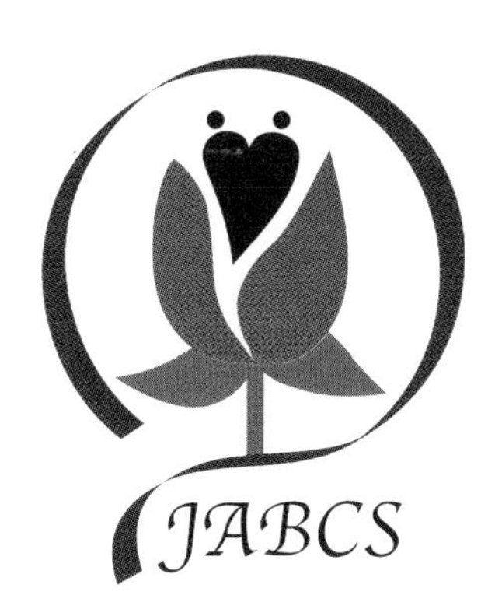


南江堂

■ 編集

日本乳癌検診学会乳房超音波検診精度管理委員会

■ 乳房超音波検診精度管理委員会

渡邉　良二
角田　博子
関根　　憲
阿部　聡子
尾羽根範員
加奥　節子
齋村　道代
櫻井　正児
白井　秀明
田中久美子
橋本　秀行
水谷　三浩
渡辺　隆紀
東野英利子

# 改訂第2版　緒言

日本人女性の乳がん罹患数は年間約10万人に近づき，現在9人に1人が生涯のうちに乳がんに罹患し，罹患率は欧米に迫りつつある．また，罹患のピークが45～50歳と65～70歳にあり，近年の環境因子も加わり，罹患年齢は寿命の延長とともに高齢化しつつある．

乳がんは他のがんと比べ予後良好で，早期発見できれば根治も可能であるにもかかわらず，日本では罹患率，死亡率ともに年々増加している．日本乳癌検診学会（以下，「本学会」という）は，「検診によって早期の乳がんを発見し，乳がんによる死亡の減少に寄与すること」を目的としており，設立以来多くの業績を積み重ねてきた．

超音波検査は，わが国ではすでに任意型の乳がん検診を中心に広く利用されているが，その有効性に関する科学的根拠はないままであった．そこで40歳代の女性を対象にマンモグラフィ単独とマンモグラフィに超音波を加えた乳がん検診の有効性を検証する世界初，日本発のランダム化比較試験であるJ-START（Japan Strategic Anti-cancer Randomized Trial）が本学会元理事長の大内憲明先生を研究リーダーとして2007年にエントリーをスタートした．2016年にそのprimary endpoints（感度，特異度，がん発見率）が『Lancet』に発表され，マンモグラフィ単独よりも超音波併用で早期乳がんを多く発見でき，中間期がんが少なく，感度も有意に高かった．しかし，超音波併用検診の死亡率減少効果については結論が出ておらず，精度管理などで解決すべき課題も少なくない．任意型と一部の対策型検診ですでに行われていた超音波検診は，J-STARTの結果を受けてさらに広まりつつあった．

そこで精度管理のマニュアルを作成することが急務であると考え，2016年7月に本学会の乳房超音波検診精度管理委員会の東野英利子委員長が中心になって，J-STARTで使用されたガイドラインに最新の知見を加え，適切な精度管理の実施とその達成度について自己ならびに外部機関が評価できるよう検診従事者にとって必要なことをできるだけわかりやすく記載することを念頭に本書初版を作成，刊行した．

その後，2020年1月に増刷に伴う軽微な改変を行った以外，大きな改訂をしないままに経過していた．2021年にJ-STARTの二次調査の結果が『JAMA Network Open』に掲載され，超音波検査併用によりマンモグラフィ検診の偽陰性問題を解決できる可能性が示された．

超音波乳がん検診は全国に普及してきており，精度管理の普及が極めて重要となっている．乳がん検診に携わるすべての医療者が知っておくべき基礎的知識を網羅したマニュアルへの要望がよりいっそう高まってきた．2018年11月に乳房超音波検診精度管理委員会でその必要性を確認してから2019年の委員会で改訂活動方針を決定，5年後の2023年11月の改訂版発刊を目指して改訂作業を進めてきた．

改訂にあたってはまず改訂内容の原案を作成し，理事会承認後，2022年の第32回学術総会でその内容を発表し，学会員からの意見を求めた．それらをもとに原稿を作成し，パブリックコメントを経て改訂版が完成した．

改訂版の要点は，第Ⅰ章（疫学），第Ⅱ章（総論）の更新，第Ⅲ章（装置）では，検診に使用すべきでない装置としてメーカーが保守点検を終了した機種を具体的に列記した．第Ⅳ章（検査法）では画像も追加してより実用的なものとした．第Ⅴ章は記録についてより具体的に説明を加えた．第Ⅵ章では読影と判定について，改訂前のかなり簡便なものから，現在乳がん検診精度管理中央機構の講習会で使用されている要精検基準に新たに画像を加えて詳細なものとした．また，第Ⅶ章では最新の教育プログラムについてまとめ，第Ⅷ章（精密検査機関のあり方）については日本乳癌学会と本学会が連携して改訂した2022年版基準を掲載した．

本書では，超音波検査を中心に記載されているが，乳がん検診の基本はマンモグラフィであり，超音波単独で行うことは考えていない．あくまでも精度管理や報告書に関してはマンモグラフィ検診との併用を考慮して作成した．

超音波併用検診に関しては2023年８月９日の「がん検診のあり方に関する検討会」でも討議され，対策型検診でも超音波併用検診の実現が期待されている．本書が精度の高い超音波併用による乳がん検診の実施に向けても役立つことを祈っている．今後も時代の要請に合わせて本書の改訂を行っていく所存である．

最後に今回の改訂にあたり献身的に作業していただいたすべての関係者に感謝を申し上げるとともに，この改訂版が超音波併用検診の現場で大いに活用されることを願っている．

2023年10月

日本乳癌検診学会 理事長　**丹黒　章**

日本乳癌検診学会乳房超音波検診精度管理委員会 委員長　**渡邉良二**

# 初版　緒言

乳がんは日本人女性が最も罹患するがんである．罹患数は増加傾向にあり，死亡数は近年いったん減少傾向にあると報じられたが，最新の結果では再び上昇傾向にある．また他部位のがんと異なり，若い年代での罹患が多いことを考えるとその早期発見，早期治療は社会的にも非常に重要である．

日本における対策型がん検診は老人保健法により1980年代に始まり，1987年に視触診による乳がん検診が開始された．その後，日本におけるがん検診は科学的根拠に基づいていないという批判があり，海外で有効性評価の得られているマンモグラフィ検診の導入が検討され，西暦2000年という記念すべき年に第4次老人保健事業（老健第65号）で50歳以上へのマンモグラフィ検診の導入が始まった．さらに2004年には第5次老人保健事業（老老発第0427001号）で日本において乳がん罹患率の高い40歳代へのマンモグラフィ検診が導入された．同時に乳がん検診については，マンモグラフィを原則とすることになった．マンモグラフィ検診導入直前の1998年にはがん検診費用が一般財源化され，国庫負担による全国一律の乳がん検診から市町村主導の検診に変わった．

マンモグラフィ検診は乳房の濃度の高い40歳代ではそれ以上の年代に比して感度が落ちることが知られており，臨床の場でも触知する乳がんがマンモグラフィで描出されないことがある．それを補完する意味で，老老発第0427001号では視触診の継続がうたわれていたが，視触診は早期乳がん検出に関する科学的根拠がなく，またその精度管理が非常に難しい．

一方，乳房超音波検査は日本において臨床の場で古くから行われており，触知する乳がんは超音波検査でも描出され，大きな乳房，乳房の深部にある触知しない乳がんが検出されることも経験されてきた．それに伴い，超音波による乳がん検診も任意型を中心に行われているのが実情である．超音波検査は，高濃度乳房が多い日本人女性に向いているといえる．しかし，乳がん超音波検診の有効性に関する科学的根拠はなく，対策型検診への導入には問題があった．

これを解決するためにがん対策のための戦略研究「乳がん検診における超音波検査の有効性を検証するための比較試験」(Japan Strategic Anti-cancer Randomized Trial：J-START）が2007年から5年計画で行われた．この研究は40歳代女性の乳がん検診においてマンモグラフィに超音波検査を併用することが有効であるかどうかを検証するための大規模なランダム化比較試験で，2年間の追跡期間を経て，主要結果（primary endpoints）が2015年11月にLancetに発表された[1]．超音波検査をマンモグラフィと併用した場合，マンモグラフィ単独検査に比べて感度およびがん発見率が優れているという結果が得られ，今後，超音波検査とマンモグラフィの併用が対策型検診として導入される可能性がある．しかしながら，死亡率減少効果や検診の実施体制，特異度が低下するといった不利益を最小化するための対策などについて引き続き検証していく必要性がある．

この論文を機に，超音波による乳がん検診がさらに広まる可能性があるが，検診には精度管理が重要である．J-STARTを開始するにあたっては超音波検診における装置，検査方法，判定基準，従事者の教育などにおいてガイドラインを作成し，それに基づいて検診が行われた．本書はそのガイドラインを参考とし，新しい知見・動きを取り入れ，一般の乳がん検診従事者が入手できるようにしたものである．乳がん超音波検診はすでに行われつつあり，特に任意型検診では精度管理が不十分な施設が多く見受けられる．受診者の不利益を最小化する検診を行うためには精度管理のマニュアルを作成することが急務であると考え，日本乳癌検診学会乳房超音波検診精度管理委員会を中心に本書を作成した．

本書の目的は，乳がん超音波検診を行っているすべての施設が適切な精度管理を行い，その達成度について自己ならびに外部機関が評価できることとし，実際に乳がん超音波検診を行う施設，従事者にとって必要なことを，できるだけわかりやすく記載することを念頭に置いた．超音波検査を中心に述べるが，乳がん検診の基本はマンモグラフィであり，超音波単独で行うことは考えていない．そこで精度管理や報告書に関してはマンモグラフィ検診との併用を考慮して作成した．本書は第1版であり，今後もその時々の状況を踏まえ，改訂していきたい．精度の高い超音波検査による乳がん検診の実施に向けて，役に立つことを願っている．

2016年6月

日本乳癌検診学会 理事長　**大内　憲明**

日本乳癌検診学会乳房超音波検診精度管理委員会 委員長　**東野英利子**

文献

1）Ohuchi N et al. Sensitivity and specificity of mammography and adjunctive ultrasonography to screen for breast cancer in the Japan Strategic Anti-cancer Randomized Trial (J-START): a randomized controlled trial. Lancet 2016; **387** (10016): 341-388
http://dx.doi.org/10.1016/s0140-6736(15)00774-6

**初版時の編集体制**

［編集］

日本乳癌検診学会乳房超音波検診精度管理委員会

［乳房超音波検診精度管理委員会］

| | | | | |
|---|---|---|---|---|
| 東野　英利子 | 田口　哲也 | 渡邉　良二 | 苛原　稔 | 尾羽根　範員 |
| 櫻井　正児 | 白井　秀明 | 高田　悦雄 | 角田　博子 | 橋本　秀行 |
| 藤本　泰久 | 水谷　三浩 | 森久保　寛 | 渡辺　隆紀 | 阿部　聡子 |
| 加奥　節子 | 齋村　道代 | 関根　憲 | | |

# 目 次

本書では，参考 Web 動画を提供しています．
以下のページから QR コードを読み取ることにより動画を閲覧することができます

・p.46　図 8
・p.50　図 14（動画 2 点）
・p.55　図 23
・p.60　図 31

# 第 I 章
# 日本における乳がんの疫学

## A. 日本人の乳がんの疫学[1)]

わが国で 2019 年に新たに診断されたがんの総数は 999,075 例（男性 566,460 例，女性 432,607 例，性別不詳があるため合計が総数と不一致）であり，このうち乳がんは 97,812 例（男性 670 例，女性 97,142 例）で，女性がん第 2 位の大腸がん（67,753 例）に大差をつけて最多である（表 1）．また，日本人が一生のうちでいずれかのがんに罹患する確率（累積がん罹患リスク）は，男女ともに 2 人に 1 人であるが，日本人女性が乳がんに罹患するリスクは 9 人に 1 人と欧米に迫りつつある（表 2）．さらに部位別年齢階級別の罹患率をみる（図 1）と，乳がんは 30 歳代後半から

表 1　がん罹患数の順位（2019 年）

| | 1 位 | 2 位 | 3 位 | 4 位 | 5 位 |
|---|---|---|---|---|---|
| 総数 | 大腸 | 肺 | 胃 | 乳房 | 前立腺 |
| 男性 | 前立腺 94,748 | 大腸 87,872 | 胃 85,325 | 肺 84,325 | 肝臓 25,339 |
| 女性 | 乳房 97,142 | 大腸 67,753 | 肺 42,221 | 胃 38,994 | 子宮 29,136 |

[全国がん登録罹患データ（number シート）[1)] より作成]

表 2　累積がん罹患リスク：女性（2019 年データに基づく）

| 部位 | 生涯がん罹患リスク（%） | 何人に 1 人か |
|---|---|---|
| 全がん | 51.2% | 2 人 |
| 胃 | 4.7% | 21 人 |
| 大腸 | 8.1% | 12 人 |
| 肝臓 | 1.5% | 68 人 |
| 胆嚢・胆管 | 1.3% | 76 人 |
| 膵臓 | 2.6% | 38 人 |
| 肺 | 5.0% | 20 人 |
| 乳房 | 11.2% | 9 人 |
| 子宮頸部 | 1.3% | 76 人 |
| 子宮体部 | 2.1% | 48 人 |
| 卵巣 | 1.6% | 62 人 |
| 甲状腺 | 1.7% | 60 人 |
| 悪性リンパ腫 | 2.1% | 48 人 |

[累積罹患リスク（グラフデータベース）[1)] より作成]

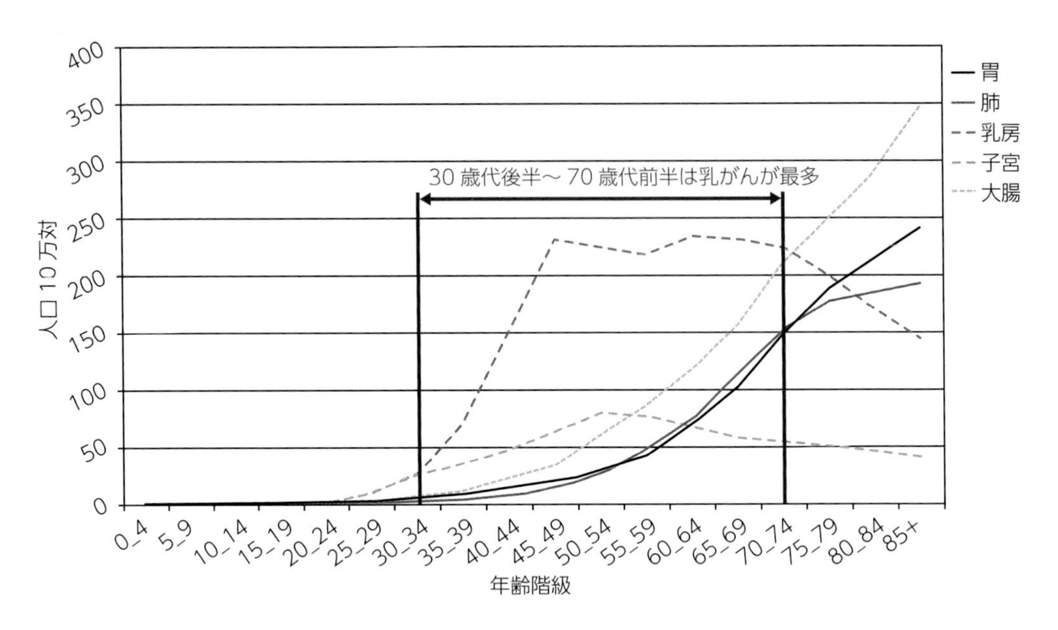


**図1　部位別年齢階級別がん罹患率：女性（2015年）**
［国立がん研究センターがん対策情報センター　グラフデータベース[1]より作成］

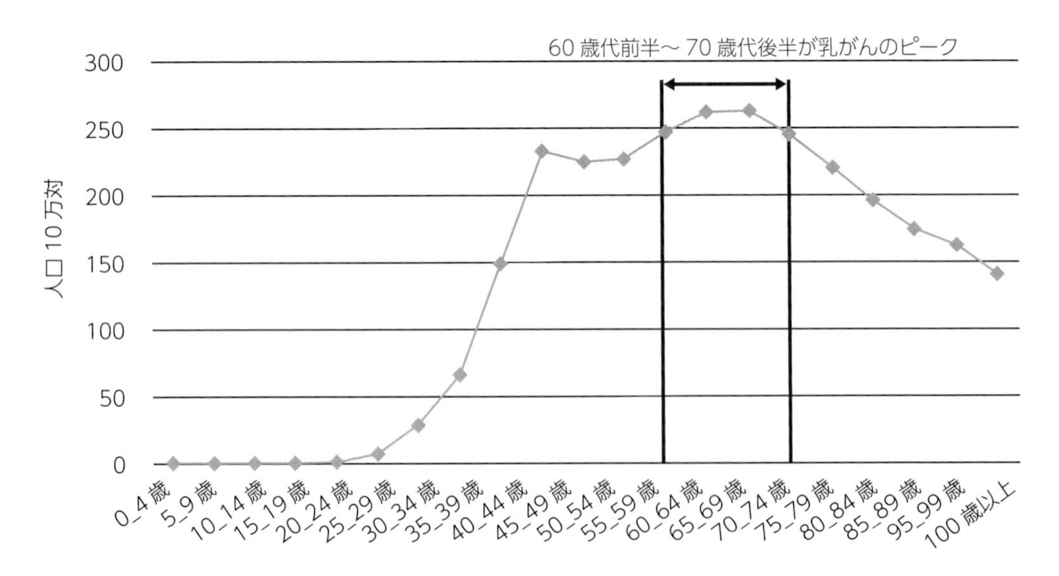


**図2　年齢階級別乳がん罹患率：女性（2019年）**
［全国がん登録罹患データ（rateシート）[1]より作成］

70歳代前半にいたる広範な年代で多く発症していることがわかる．かつて日本人女性の乳がん発症のピークは40・50歳代に分布していたが，60・70歳代のより高齢層へ移行しつつある（図2）．

さて，わが国で2021年にがんで死亡した総数は381,505例（男性222,467例，女性159,038

表3　がん死亡数の順位（2021年）

| | 1位 | 2位 | 3位 | 4位 | 5位 |
|---|---|---|---|---|---|
| 男女計 | 肺 | 大腸 | 胃 | 膵臓 | 肝臓 |
| 男性 | 肺 53,278 | 大腸 28,080 | 胃 27,196 | 膵臓 19,334 | 肝臓 15,913 |
| 女性 | 大腸 24,338 | 肺 22,934 | 膵臓 19,245 | 乳房 14,803 | 胃 14,428 |

[人口動態統計がん死亡データ（number シート）[1] より作成]

表4　累積がん死亡リスク：女性（2021年データに基づく）

| 部位 | 生涯がん死亡リスク（%） | 何人に1人か |
|---|---|---|
| 全がん | 17.7% | 6人 |
| 胃 | 1.6% | 63人 |
| 大腸 | 2.7% | 37人 |
| 肝臓 | 0.9% | 110人 |
| 胆嚢・胆管 | 0.9% | 106人 |
| 膵臓 | 2.1% | 47人 |
| 肺 | 2.5% | 39人 |
| 乳房 | 1.7% | 60人 |
| 子宮頸部 | 0.3% | 303人 |
| 子宮体部 | 0.3% | 322人 |
| 卵巣 | 0.6% | 173人 |
| 甲状腺 | 0.1% | 707人 |
| 悪性リンパ腫 | 0.7% | 145人 |

[累積死亡リスク（グラフデータベース）[1] より作成]

例）であり，日本人のがんで死亡する確率（累積がん死亡リスク）は，男性が4人に1人，女性が6人に1人となる．このうち乳がんによる死亡は14,908例（男性105例，女性14,803例）である（表3，表4）．現在の日本人女性は毎年10万人近く（第1位）が乳がんに罹患し，約1万5千人（第4位）が乳がんで亡くなっている．さらに部位別年齢階級別の死亡率をみると，乳がんは30歳代前半から60歳代後半に及ぶ広い年齢層で女性のがん死の最多を占めている（図3）．70歳代以後は他のがんの死亡率が上回るが，この事実は前述の罹患率の分布とも一致する．すなわちわが国で乳がんにより，家庭や社会で活躍を期待される比較的若い女性たちがおかされ失命しているのである．

2009〜2011年にがんと診断された日本人の5年相対生存率は男女計64.1%（男性62.0%，女性66.9%）である．同期間の乳がん女性患者の5年相対生存率は92.3%と比較的予後良好で，5年および10年相対生存率でともに第3位である（表5）．しかし他のがんと比較すると，乳がんは5年から10年の生存率の差が大きいことから，乳がんは他のがんと異なり少なくとも10年間は経過をみていく必要がある．過剰診断の問題はあるものの，進展度が限局（がんが原発臓器に限局しているもの）にとどまる乳がんの治療成績は良好である（表6）．乳がん検診においてもこの段階で発見することが重要であり，乳がん検診に携わる医療者には高い診断能力が求められる．

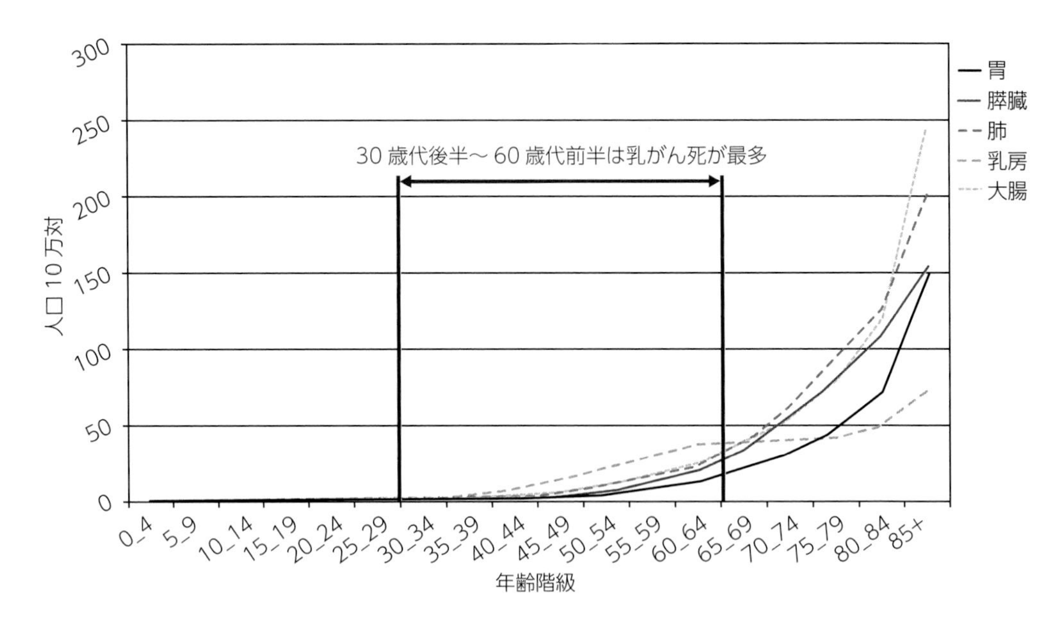


**図3　部位別年齢階級別がん死亡率：女性（2021年）**
［国立がん研究センターがん対策情報センター　グラフデータベース[1]より作成］

**表5　がんの5年・10年相対生存率**

| 部位別がん5年相対生存率【女性 2009～2011年】 | | | | | |
|---|---|---|---|---|---|
| 女性 | 1位 | 2位 | 3位 | 4位 | 5位 |
| 部位 | 甲状腺 | 皮膚 | 乳房 | 喉頭 | 子宮体 / 頸 |
| 5生率 | 95.8 | 94.6 | 92.3 | 81.7 | 81.3/76.5 |
| 部位別がん10年相対生存率（ピリオド法）【女性15～99歳，2002～2006年追跡症例】 | | | | | |
| 女性 | 1位 | 2位 | 3位 | 4位 | 5位 |
| 部位 | 甲状腺 | 皮膚 | 乳房 | 子宮体 / 頸 | 喉頭 |
| 10生率 | 94.8 | 90.4 | 79.3 | 75.6/66.1 | 73.8 |

［上段：地域がん登録によるがん生存率データ　最新データ（性別）シート[1]より作成］
［下段：地域がん登録によるがん生存率データ　最新10年生存率（年齢別）シート[1]より作成］

**表6　乳がんの臨床進行度別5年相対生存率**

| 年 | 限局 | 領域 | 遠隔 |
|---|---|---|---|
| 1993～1996 | 96.6 | 78.3 | 25.3 |
| 1997～1999 | 97.7 | 78.4 | 27.6 |
| 2000～2002 | 97.4 | 82.3 | 29.3 |
| 2003～2005 | 98.2 | 84.5 | 28.2 |
| 2006～2008 | 98.9 | 88.4 | 33.7 |
| 2009～2011 | 99.3 | 90.0 | 39.3 |

限局（がんが原発臓器に限局），領域（所属リンパ節転移：原発臓器の所属リンパ節への転移，隣接臓器浸潤：隣接する臓器に直接浸潤），遠隔転移（遠隔臓器，遠隔リンパ節などに転移・浸潤）に分類．
［地域がん登録によるがん生存率データ（1993年～2011年診断例）（5年生存率）[1]より作成］

## B. 日本における乳がんのサブタイプ分類から見た超音波検診の有効性の検証

乳がんのサブタイプは治療方針や生命予後に大きく関与するため非常に重要な要素である．日本乳癌学会の2018年次の全国乳がん患者登録調査報告による集計で，サブタイプ別の内訳をみると，ER陽性またはPgR陽性のルミナル乳がんは59,761例（84.8%），さらにルミナル乳がんのうちHER2陰性すなわち広義のルミナルA乳がんは53,234例（75.5%），HER2陽性すなわち狭義のルミナルB乳がん例は6,527例（9.3%）であった．またER陰性かつPgR陰性の非ルミナル乳がんのうちHER2陰性すなわちトリプルネガティブ乳がんは6,765例（9.6%），HER2陽性すなわちHER2乳がんは3,962例（5.6%）であった．そこで検診にて発見される乳がんのサブタイプに注目し，可及的に国内外の文献[2~10]を検索したところ，多くの報告において検診発見乳がんはルミナル乳がん（ルミナルA・B乳がん）が多くを占め，非ルミナル乳がん例（トリプルネガティブ，HER2乳がん）の少ない傾向が認められた．同傾向は超音波検診でもマンモグラフィ検診でも同様であるが，超音波検診でより強い傾向にあるようである．Brouckaertらは比較的予後良好なルミナルA乳がんを発見することが乳がん検診の過剰診断につながる可能性を指摘[11]しているが，大きな問題提起であり，今後の解析が待たれる．むろんルミナル乳がんにはKi-67高値やHER2陽性のルミナルB乳がんも含まれるため，その発見を決して軽視すべきでないと思われる．いくつかの報告から，トリプルネガティブやルミナルB乳がんのなかに腫瘍細胞の倍加時間（ダブリングタイム）が極めて短く，2年間の検診間隔のうちに発生し速やかに早期がんの段階を逸脱する高悪性度乳がんの存在が示唆された．このように進行の速いサブタイプの乳がんの早期発見は現行の検診体制（検診間隔・検査法）での対応は困難かもしれない[9,10]．そのうえでもブレスト・アウェアネスの啓発は不可欠と思われる．今後，諸条件下に乳がん検診で発見される多くの乳がん例を集積し，サブタイプを含むさらなるデータの蓄積・解析によって真実を解明したい．

### 文献


1）独立行政法人国立がん研究センターがん対策情報センターがん情報サービス
http://ganjoho.jp/reg_stat/index.html

2）Kobayashi N, et al. Differences in subtype distribution between screen-detected and symptomatic invasive breast cancer and their impact on survival. Clin Trnsl Oncol 2017; **19**: 1232-1240

3）Bae MS, et al. Characteristics of breast cancers detected by ultrasound screening in women with negative mammograms. Cancer Sci 2011; **102**: 1862-1867

4）Kim S-Y, et al. Breast cancer detected at screening US: survival rates and clinical-pathologic and imaging factors associated with recurrence. Radiology 2017; **284**: 354-364

5）Kang SY, et al. Breast cancer statistics in Korea in 2017: data from a breast cancer registry. J Breast Cancer 2020; **23**: 115-128

6）García Fernández A, et al. Mortality and recurrence patterns of breast cancer patients diagnosed under a screening programme versus comparable non-screened breast cancer patients from the same population: analytical survey from 2002 to 2012. Tumour Biol 2014; **35**: 1945-1953

7）Munoz D, et al. Effects of screening and systemic adjuvant therapy on ER-specific US breast cancer mortality. J Natl Cancer Inst 2014; **24**: 106

8）向井理枝ほか．検診検出乳癌のサブタイプ別検討―超音波検診はNon-luminal乳がんを早期に検出できるか．日乳癌検診学会誌 2015; **24**: 285-292

9）入駒麻希ほか．検診発見乳がんのサブタイプ別にみた検診発見時の進行期分類の検討．日乳癌検診学会誌 2015; **24**: 171-175

10）森田孝子ほか．生物学的特性別検診発見乳癌の推移―精査施設での経年変化による考察．日乳癌検診学会誌 2015; **24**: 181-186

11）Brouckaert O, et al. Breast cancer phenotype, nodal status and palpability may be useful in the detection of overdiagnosed screnning: detected breast cancers. Ann Oncol 2013; **24**: 1847-1852

# 第 II 章
# 超音波による乳がん検診─総論

## A. 超音波による乳がん検診のあり方

### 1. 乳がん検診の総論

死亡率減少効果が証明されている乳がん検診の手法は，2023 年 10 月現在でマンモグラフィのみである．2015 年（平成 27 年）9 月に乳がん検診および胃がん検診の検診項目などについて「がん検診のあり方に関する検討会中間報告書」が出された[1]．現在対策型検診としてはマンモグラフィによる検診を原則とし，視触診については死亡率減少効果が十分ではなく，精度管理の問題もあることから推奨しないとした．仮に視触診を実施する場合は，マンモグラフィと併用することとする，と記載されている．

乳がん罹患率が高く，かつ閉経前で高濃度乳房の頻度の高い 40 歳代を対象に行われたマンモグラフィ単独とマンモグラフィに超音波を加えた手法での乳がん検診に関するランダム化比較試験─J-START（Japan Strategic Anti-cancer Randomized Trial）において，マンモグラフィに超音波検査を加えた群が乳がんの検出に優れ，中間期がんを減少させたことが示されたが（表 1）[2]，2023 年 10 月現在で，それが死亡率減少効果に結びついているかどうかはまだ不明である．30 歳代（特に前半）では乳がんの罹患率が低く，要精検率は低くないために陽性反応適中度が低くなり，乳がん検診の不利益が大きい．50 歳以上に対して超音波検査を追加する有効性は研究されていない．したがって，どの年代に対しても，超音波検査による乳がん検診を対策型検診に導入することに関しては今後の検討課題である．超音波検診を行うことでマンモグラフィ検診を代替できるというものではない．ただし，乳房構成が高濃度になるとマンモグラフィの乳がん検出感度が低い傾向にあるので，超音波併用の意義があるかもしれない．

マンモグラフィ不適とされた乳房，胸郭の異常のある女性，検診施設でマンモグラフィを行うことが推奨されないペースメーカや除細動器挿入後，あるいは注意して行うべきとされている V-P シャント挿入後やワルファリン使用中の女性は，超音波検査の対象としてよい．

表 1　J-START による乳がん発見

| | 母数 | 発見乳がん | DCIS | 浸潤がん | 不明 | 中間期乳がん | 早期乳がん | 要精検率 |
|---|---|---|---|---|---|---|---|---|
| MG+US | 36,752 | 184 (0.5%) | 51 (27.7%) | 130 (70.7%) | 3 (1.6%) | 18 | 144 (71.3%) | 12.6% |
| MG | 35,965 | 117 (0.33%) | 31 (27%) | 86 (74%) | 0 | 35 | 79 (52.0%) | 8.8% |

MG：マンモグラフィ，US：超音波
[Ohuchi N, et al. Lancet 2016; 387: 341-348 [2] より作成]

超音波検診で異常を指摘され，精密検査で良性と判断された場合には，担当医が検診で経過観察可と判断し，なおかつ異常部分の以前の画像を検診の場で参照することができれば検診として引き続き経過を追うことは可能である．ただし再度要精検となる可能性がやや高いことを説明しておく必要がある．

2021年（令和3年）10月に厚生労働省から示された「がん予防重点健康教育及びがん検診実施のための指針」[3]では，ブレスト・アウェアネス，すなわち乳がんに関する正しい知識および乳房を意識する生活習慣の普及が示されている．ブレスト・アウェアネスは，①自分の乳房の状態を知る，②乳房の変化に気をつける，③変化に気づいたらすぐ医師に相談する，④40歳になったら2年に1回乳がん検診を受けるという，4つのポイントからなる健康教育である．検診の対象は無症状の女性であるが，月経に伴う乳房の張りや違和感，乳房痛などの場合は乳がんの症状である可能性が非常に低いので，検診対象としてもよい．

## 2. 検診年齢と間隔

国のがん検診指針では，マンモグラフィによる乳がん検診は原則として40歳以上69歳以下の者に推奨され，同一人について2年に1回行うものとするとされている．対象者については，受診を特に推奨する者に該当しなくとも，受診が可能であることには十分留意する必要があると述べられている[4]．超音波検診は任意型で施行されるために，対象年齢を提示することは難しいが，検診施行者はマンモグラフィによる対策型検診の推奨年齢を知識として共有する必要はあるものと考えられる．

超音波検診をマンモグラフィに併用する場合，J-STARTでは超音波検査はマンモグラフィと同時に行われており，超音波検診も2年に1回として実施された．超音波検診がどのような間隔で有効かはわかっていない．ただし，後述する超音波による要精検基準で5mm以下の腫瘤を原則として要精検としないという基準は，仮にマンモグラフィと同様に検診間隔を2年とした場合，境界部高エコー像や境界線の断裂所見のない5mm以下のがんはがんであっても非浸潤がんの可能性が高く，通常のダブリングタイム120日以上のものであれば2年後でもT1にとどまるであろうということが根拠となっている[5~7]．この基準の妥当性および逐年検診の有用性に関しては今後も検討が必要である．

## 3. 超音波検診実施にあたる課題

### a. 乳がん術後の超音波検診

乳がん術後の患者に対して，術後相応の時期までは診療の一環として残存乳房あるいは対側乳房について診療の場で経過観察が行われるべきと考えられるが，時間の経過とともに検診を受診する患者が増えてきている．日本乳癌学会の乳癌診療ガイドラインによると，「乳癌術後の同側局所再発や対側乳癌の早期発見のために，定期的なマンモグラフィに超音波検査を追加して行うことが望ましい」と記載されており[8]，任意型である超音波検診を受診する術後患者も少なくないと考えられる．術後いつから検診に戻ってよいかどうかの具体的指標はない．対側乳房については，当然通常の要精検基準で対応可能である．温存術後の残存乳房の超音波所見について，局所の漿液腫，瘢痕や異栄養性石灰化などの知識は必要と考えられるが，残存乳房に対する要精検基準なども定まっておらず，今後の課題と考えられる．全摘後の胸部に関しての超音波検査については，検診で対応することとするのは難しい．何か自覚のある場合には医療機関を速やかに受診するように勧める必要がある．

### b. インプラント挿入患者への対応

豊胸術後に関しては，シリコンバッグあるいは生食バッグの挿入は超音波検査の障害となることは少ないが，注入法による豊胸術は超音波検査の障害となる可能性がある．乳房そのものの評価に加え，シリコンバッグを挿入している場合，臨床の場では，インプラントの破損や以下に述べるインプラント関連の悪性疾患の評価も超音波診断に求められるようになってきた．

検診においては，インプラントの破損を評価することが目的ではなく，現時点では破損の有無を評価することは義務としない．ただし，明らかに破損を判断できる場合においては，それを記載することは許される．

また，Textured 型のインプラントが挿入された場合，乳房インプラント関連未分化大細胞リンパ腫（breast implant-associated anaplastic large cell lymphoma：BIA-ALCL）の発症が問題となり，日本乳房オンコプラスティックサージャリー学会，日本形成外科学会，日本乳癌学会，日本美容外科学会の連名で，「乳房インプラント（ゲル充填人工乳房）による乳房手術を受けた（受ける）方へ」という通達[9]が2019年10月1日に出された．さらに「乳房インプラント（ゲル充填人工乳房）による乳房手術を希望されている方へ」[10]の通達も同様に2022年2月に出されている．これによれば，インプラント挿入後10年以上が経過しても一生涯，自己検診と医療機関での定期検診の継続を行うように勧めている．BIA-ALCLについてはまれな疾患でもあり，いわゆる検診でこれを評価することは現実的ではない．しかし，知識としては知っておきたい概念である．最近では乳房インプラント関連扁平上皮癌（breast implant-associated squamous cell carcinoma：BIA-SCC）[11]についての通達も出されている．

### c. 腋窩のチェックに関して

乳がん検診において現在のところ，腋窩リンパ節の評価は行わないこととされている．しかし，乳腺組織が腋窩方向に伸びており，腋窩領域が操作範囲に入ってしまう場合もある．積極的に腋窩を操作しリンパ節を評価することで，無用な精検が増加することは避けたいが，腋窩領域が操作の範囲に入った場合に，明らかな異常所見が認識された場合には，要精検とすることもありうる．

## 4. 検診方式

マンモグラフィと超音波検査の併用方式を以下のごとく分類する．

### a. 一施設方式と二施設方式

マンモグラフィと超音波検査を同一施設で行うものを一施設方式，別の施設で行うものを二施設方式という．たとえば，マンモグラフィは装置のある施設で撮影し，超音波検査はマンモグラフィ装置を持たないクリニックなどで行う場合が二施設方式に相当する．受診者の利便性，情報の双方向性などからは一施設方式が望ましい．やむを得ず二施設方式となる場合には，マンモグラフィを先に行い，超音波検査実施施設ではその情報（画像および少なくとも第一読影結果）を得て超音波検査を行うのが望ましい．この場合も後述するような総合判定がなされるようなシステムを構築すべきである．

### b. 同時併用方式と分離併用方式

マンモグラフィ画像を参照しながら超音波検査を行う場合を同時併用方式，マンモグラフィの情報なしに超音波検査を行う場合を分離併用方式という．同時併用方式であってもマンモグラフィ画像を読影時と同様の環境で観察することは難しい場合が多い．マンモグラフィの撮影技師が超音波で特によく検査してほしい部位や病変に関するコメントを付したり，超音波検査実施者がマンモグラフィの読影に関する知識を持つことで，超音波検査の感度を上げたり，総合判定時の超音波検査の信頼性を高めることができる同時併用方式が望ましいが，分離併用方式でも総合判定は可能である．

#### c. 独立判定方式と総合判定方式

マンモグラフィと超音波検査を別々に判定し，どちらかが要精検とされたら要精検者とする場合を独立判定方式，それぞれを判定したのちに，両者の所見を総合的に判断して要精検者を決定する場合を総合判定方式という．一般に独立判定方式では要精検率は高くなり，特異度が低下する．

マンモグラフィと超音波検査の併用検診においては，一施設・同時併用・総合判定方式が最も望ましい．受診者の利益を考えると，何らかの方法で総合判定が行われるようなシステムを構築することが望ましい[12]．

## B. 施設基準

### 1. 超音波診断装置の基準（第Ⅲ章参照）

「第Ⅲ章．超音波診断装置の基準」に記す基準を満たす装置であることを推奨する．

カタログデータ上では基準を満たしていても，購入後，メーカー指定の耐用年数以上が経過した装置の継続使用は推奨しない．モニタ一体型で簡易な装置の使用は，モニタが小さく，画質を含めて視認性に劣り，操作性や検査を行う場所の明るさをはじめ環境の影響が大きいため使用を推奨しない．

### 2. 画質基準（第Ⅲ章参照）

超音波診断装置の性能を十分に発揮するよう良好な状態を維持しておくことが必要であり，ファントムを用いて装置の維持管理を行い，経年劣化に注意を払うことが必要である．また，現在のところまだシステムとしては稼動していないが，第三者機関による画質評価の場を活用すべきである．

### 3. 検査実施者の基準と教育（第Ⅶ章参照）

検査は乳腺疾患および乳房超音波検査に習熟した医師，臨床検査技師，診療放射線技師，看護師が行う必要がある．

技量の担保の目安として，日本乳がん検診精度管理中央機構が主催または共催する講習プログラム[*注]を修了し，相応の成績を収めた上記の職種に該当する者が検査を行うことが望ましい．公益社団法人日本超音波医学会認定超音波検査士（体表臓器領域あるいは健診領域）を有している場合には，上記講習会の受講歴がなくても試験のみで認定を受けることができる．

判定に関しても上記のプログラムを修了し，相応の成績をおさめた医師が行うことが望ましい．公益社団法人日本超音波医学会認定超音波専門医（乳腺，体表あるいは総合領域）を有している場合には，上記講習会の受講歴がなくても試験のみで認定を受けることができる．

[*注]：同様のプログラムの講習会が2012年度まで日本乳腺甲状腺超音波診断会議（JABTS：現在は一般社団法人日本乳腺甲状腺超音波医学会と改称）主催または共催で行われていた．この講習会の受講歴も同等である．現在，日本乳がん検診精度管理中央機構が主催または共

催の講習会に移行しており，資格更新制度が導入されている（第Ⅶ章参照）．

### 4. 精度管理体制の整備

検診を実施する施設は自施設におけるプロセス指標を正確に把握し，精度管理の項（第Ⅱ章-Cを参照）にあげる検診機関に対する事業評価のためのチェックリストの項目を遵守すべきである．そのために必要な人員を配置するか，その業務をスタッフに割り当てる．問い合わせや統計処理などの事務作業が主であり，多くの検診を行う施設では専任の事務職員があたることが望ましい．

## C. 精度管理

### 1. 検診実施のための精度管理

乳がん検診を実施するには，超音波診断装置，画質，検査実施者，判定医の精度が高いことが基本であり，そのすべてが揃い，機能的に運営されることによって，はじめて精度の高い検診を実現することができる．しかし，それだけでは十分ではない．精度の高い精密検査がなされ，その結果が検診施設にフィードバックされることによって検診成績の把握・評価，そして改善に結びつき，また，逆に検診施設から精検施設に情報を発信することが精密検査の精度を高める．互いの精度を高め合うことができる精度管理システムを備えることが必須である．

対策型検診においては厚生労働省がん検診のあり方に関する検討会中間報告書[13)]［2021年（令和3年）8月5日］では，“平成20年3月に厚生労働省「がん検診事業の評価に関する委員会」がとりまとめた「今後の我が国におけるがん検診事業評価の在り方について報告書」（以下「報告書」という．）[14)]において，その基本的な考え方を示しているところである”と記載され，“がん検診の事業評価は，一義的にはアウトカム指標としての死亡率により行われるべきであるが，死亡率減少効果が現れるまでに相当の時間を要すること等から,「技術・体制的指標」と「プロセス指標」による評価を徹底し，結果として死亡率減少を目指すことが適当とされた．この「技術・体制 的指標」として,「事業評価のためのチェックリスト」及び「仕様書に明記すべき最低限の精度管理項目」が示され,「プロセス指標」として，がん検診受診率，要精検率，精検受診率，陽性反応適中度，がん発見率等の許容値が示された．がん検診の事業評価を行うに当たっては,「事業評価のためのチェックリスト」等により実施状況を把握するとともに，がん検診受診率，要精検率，精検受診率等の「プロセス指標」に基づく評価を行うことが不可欠である”と説明されている．

技術・体制的指標とは，設備，医師・技師などの検診実施機関の体制の確保，実施手順の確立などであり，プロセス指標はがん検診受診率，要精検率，精検受診率，陽性反応適中度，がん発見率などである．最終的なアウトカム指標はがん死亡率である．

2023年10月現在，超音波検診は任意型検診であり，市町村や都道府県がその責務を負うものではないが，国の示した乳がん検診のための【検診実施機関用】のチェックリストは任意型検診においても重要と考えられる．超音波併用の検診機関を考慮し，一部変更して付した（表2）．検診機関においてはこのようなことに留意してほしい．

表 2　乳がん検診のためのチェックリスト（検診実施機関用）

**1. 受診者への説明**
(1) 検診は自覚症状のない女性が対象であることを説明しているか
(2) 検診ではすべての乳がんが検出できるわけではないことを説明しているか
(3) 検診に伴う有害事象（偽陽性，過剰診断）について説明しているか
(4) 要精密検査となった場合には必ず精密検査を受ける必要があることを事前に明確に知らせているか
(5) 精密検査の方法や内容について説明しているか
(6) 精密検査機関から依頼があった場合に検診結果（画像情報を含む）を精密検査機関に知らせることを説明しているか
(7) 精密検査結果および治療結果を精密検査機関から収集し，精度管理に役立てることを説明しているか
(8) 自己触診の必要性に関する説明，方法についての教育を行っているか

**2. 検査の精度管理**
(1) 検査項目は受診者に対して，適切であるか．（年齢による推奨検査の基準を満たしているか）任意型検診で死亡率減少効果が証明されていない検査を行う場合には，当該検診による不利益について説明しているか
(2) 問診記録，検診結果は少なくとも 5 年は保存しているか
(3) マンモグラフィ画像，超音波画像は少なくとも 5 年は保存しているか
(4) マンモグラフィ撮影装置は日本医学放射線学会の定める仕様基準[注1)]を満たしているか
(5) マンモグラフィ撮影における線量および画質について，第 3 者による外部評価を受けているか
(6) 撮影技師はマンモグラフィの撮影に関する適切な研修[注2)]を終了しているか
(7) 超音波検査装置は本書（第Ⅲ章）の定める基準を満たしているか
(8) 超音波検査従事者は超音波検査に関する適切な研修[注3)]を終了しているか

**3. 読影・判定の精度管理**
(1) マンモグラフィは二重読影を行い，マンモグラフィと超音波検査の結果を併せて総合判定を行っているか
(2) マンモグラフィの第一読影者はマンモグラフィ読影講習会[注2)]を終了し，その評価試験の結果が A または B であるか
(3) マンモグラフィの第二読影者はマンモグラフィ読影講習会[注2)]を終了し，その評価試験の結果が A または B であるか
(4) 超音波検査結果の判定者は超音波検査に関する適切な研修[注3)]を終了し，その評価結果が A または B であるか．あるいは評価試験の結果が A または B であるか．
(5) 最終判定者はマンモグラフィ読影講習会[注2)]，超音波検査に関する適切な研修[注3)]および総合判定に関する研修[注4)]を終了しているか

**4. システムとしての精度管理**
(1) 精密検査結果及び治療結果の報告を，精密検査実施機関から受けているか
(2) 診断のための検討会や委員会（第三者の乳がん専門家を交えた会）を設置しているか
(3) 要精検率・精検受診率・がん発見率・陽性反応適中度などのプロセス指標を調べ，検討しているか．これらは検診方法別，年齢階級別，受診歴別に集計し，がん症例に関しては早期がん数および非浸潤がんを区別して把握する

[注1)] 乳がん検診に用いるエックス線装置の仕様基準：マンモグラフィによる乳がん検診の手引き－精度管理マニュアル第 4 版，5-6 頁参照
[注2)] マンモグラフィ撮影，読影及び精度管理に関する基本講習プログラムに準じた講習会：基本講習プログラムに準じた講習会とは日本乳がん検診精度管理中央機構の教育・研修委員会が主催あるいは共催する 2 日間以上の講習会などをいう．なお，これまでに実施された「マンモグラフィ検診の実施と精度向上に関する調査研究」班，「マンモグラフィによる乳がん検診の推進と精度向上に関する調査研究」班および日本放射線技術学会乳房撮影ガイドライン・精度管理普及班による講習会等を含む
[注3)] 超音波検査に関する適切な研修：適切な研修とは日本乳がん検診精度管理中央機構の教育・研修委員会が主催あるいは共催する講習会などをいう．なお上記とほぼ同じ内容の日本乳腺甲状腺超音波診断会議（現日本乳腺甲状腺超音波医学会）が主催あるいは共催した講習会を含む．日本超音波医学会の認定する超音波検査士（体表領域または検診領域）あるいは超音波専門医（乳腺または総合領域）で上記講習会において評価を受けた検査者・判定者を含む
[注4)] 総合判定に関する講習会：日本乳癌検診学会総合判定委員会の開催する講習会で，現在準備中のため，今のところ受講は必須ではないが，将来的には受講することを推奨する
[検診事業の評価に関する委員会：今後の我が国におけるがん検診事業評価の在り方について報告書　平成 20 年 3 月　https://www.mhlw.go.jp/shingi/2008/03/dl/s0324-10a.pdf [14] より作成]

## 2. 事業評価の指標

乳がん検診の目的は乳がんによる死亡率の減少であり，がん検診の事業評価は最終的には「アウトカム指標」としての死亡率減少によって行われるべきものである．ただし，死亡率減少効果は対策型検診では各地域における年齢調整乳がん死亡率などではみることができるが，それでも人口の少ない市町村単位での評価は困難であり，また長期間にわたる経過観察を要する．さ

らに母体が特定できない任意型検診では死亡率の減少効果の算出は不可能である．したがって，がん検診の事業評価では継続的に検診の質を確保するという観点から「技術・体制的指標」および「プロセス指標」の評価を徹底し，結果としてがんによる死亡率減少を目指すことが必要である．プロセス評価は下記の事業評価における主要指標で表される．

a．がん検診受診率

がん検診対象者のうち，実際の受診者の割合．受診率は高いことが望ましい．乳がん検診は2年に1回であるため（対策型検診），以下の算定式に基づき受診率を算定する．

受診率＝［（前年度の受診者数）＋（当該年度の受診者数）－（前年度および当該年度における2年連続受診者数）］/（当該年度の対象者数*）×100

*：対象者数は年1回行うがん検診の場合と同様の考え方で算定する

b．要精検率

要精検者数/受診者数×100

c．精検受診率

精検受診者数/要精検者数×100

d．がん発見率

がんであった者/受診者数×100

e．陽性反応適中度（PPV）

がんであった者/要精検者数×100

## D．受診者への利益・不利益の説明

がん検診にはかならず利益と不利益があり，利益が不利益を上回っていることが求められる．

利益と不利益については，「がん検診事業の評価に関する委員会：今後の我が国におけるがん検診事業評価の在り方について報告書」［2008年（平成20）年3月）］の注意書き[14]において以下のように説明されている．

“がん検診の利益は，第一に検診受診後のがんの早期発見・早期治療による死亡率減少効果があることが挙げられるが，その他にも早期に発見できたために侵襲の軽度な治療で済むこと，がん検診で「異常なし」と判定された場合に安心感を得られることなどがある．また不利益には，偽陰性1），偽陽性2）また，その判定結果を受けて不安を生じることや，結果として不必要な精密検査を受ける場合があること，過剰診断3），偶発症などがあり，それぞれ受診者が受ける可能性がある不利益の重みも異なる．このように，がん検診には，不利益が一定程度存在する．そのため，検診を受ける利益が不利益を上回るという科学的な根拠がある検査を実施することをがん検診の基本とし，市町村は，これらの利益・不利益双方のバランスを考慮した上で，自らの地域で実施する検診を検討することが重要である．がん検診の受診対象者（以下「対象者」という）自身も，これらの利益・不利益を考慮した上で，がん検診の受診を検討することが望ましいが，そのためには，対象者の理解度の確認方法などについても今後検討すべきである”

1）偽陰性：実際にはがんであったが，精検不要とされること

2）偽陽性：実際にはがんではなかったのに要精検とされること

3）過剰診断：生命予後にかかわりないがんが検出されること

上記はすでに死亡率減少効果の示されている対策型マンモグラフィ検診において述べられているものであるが，超音波検診の場合，さらに，死亡率減少効果は科学的に示されたものではないことも説明する必要がある．任意型検診においては特に個人の判断が重要であり，その選択を行える情報を提示することが求められる．

## 文献


1）がん検診のあり方に関する検討会中間報告書　平成 27 年 9 月
http://www.mhlw.go.jp/file/05-Shingikai-10901000-Kenkoukyoku-Soumuka/0000098765.pdf

2）Ohuchi N, et al. Sensitivity and specificity of mammography and adjunctive ultrasonography to screen for breast cancer in the Japan Strategic Anti-cancer Randomized Trial (J-START): a randomized controlled trial. Lancet 2016; **387**: 341-348

3）がん予防重点健康教育及びがん検診実施のための指針（健発第 0331058 号平成 20 年 3 月 31 日厚生労働省健康局長通知別添）
https://www.mhlw.go.jp/content/10900000/000838645.pdf

4）「がん検診のあり方に関する検討会」における議論の中間整理　令和 3 年 8 月 5 日　第 33 回がん検診のあり方に関する検討会
https://www.mhlw.go.jp/content/10901000/000816469.pdf

5）Ryu EB, et al. Tumour volume doubling time of molecular breast cancer subtypes assessed by serial breast ultrasound. Eur Radiol 2014; **24**: 2227-2235

6）西村誠一郎ほか．乳癌検診の間隔に関する検討．日乳癌検診学会誌 2003; **12** (1): 44-49

7）中込　博ほか．腫瘍倍増時間と発見時の病理所見からみた適切な検診間隔への提言．日乳癌検診学会誌 2012; **21** (2): 185-190

8）日本乳癌学会（編）．乳癌診療ガイドライン　疫学・診断編　2022 年版，金原出版，東京，p.298-302，2022

9）日本乳房オンコプラスティックサージャリー学会ほか．乳房インプラント（ゲル充填人工乳房）による乳房手術を受けた方へ
https://www.pmda.go.jp/files/000231728.pdf

10）日本乳房オンコプラスティックサージャリー学会ほか．乳房インプラント（ゲル充填人工乳房）による乳房手術を希望されている方へ
https://www.city.niigata.lg.jp/iryo/iryo/iryotetsuduki/yakuji/gerujyuuten_jyouhou.files/202202_patient_kibou.pdf.pdf

11）日本乳房オンコプラスティックサージャリー学会 BIA-ALCL WG．乳房インプラント関連扁平上皮癌（BIA-SCC）について
http://jopbs.umin.jp/medical/guideline/docs/bia_ccc.pdf

12）日本乳癌検診学会総合判定委員会（編）．マンモグラフィと超音波検査の総合判定マニュアル，篠原出版新社，東京，2015

13）予防重点健康教育及びがん検診実施のための指針（健発第 0331058 号平成 20 年 3 月 31 日厚生労働省健康局長通知別添）令和 3 年 8 月 5 日　第 33 回　がん検診のあり方に関する検討会
https://www.mhlw.go.jp/content/10901000/000816468.pdf

14）検診事業の評価に関する委員会：今後の我が国におけるがん検診事業評価の在り方について報告書　平成 20 年 3 月
https://www.mhlw.go.jp/shingi/2008/03/dl/s0324-10a.pdf

# 第III章
# 超音波診断装置の基準

## A. 装置などの基準

### 1. 装置

①リアルタイム断層装置を対象としている（全乳房を自動で走査する装置に関しては普及した段階で基準・方法・判定方法など，新たに作成する必要がある）.
②体表臓器用探触子の性能を十分に発揮できるもの.
③乳腺に適したプリセットや画像調整が使用可能な装置であること.

### 2. 探触子

①超音波装置のメーカーが乳腺または体表用と標榜する探触子を使用する.
②周波数帯域に12MHzが含まれているものを推奨する．近年周波数コンパウンドが主流となり，探触子の周波数の定義が難しく，また，tissue harmonic imaging（THI）を使用している施設も多く，中心周波数で基準を作成することが難しくなっている．今後は第三者の画像評価機関が実際に行われている検査の画像を評価し，適切であるかどうかを判断するのが望ましい.
③視野幅は35mm以上であること．検診のみを行う場合，視野幅50mm程度が多くの受診者の検査を行うには適している．ただし，探触子の幅が広がると方位分解能が低下することを考慮する必要がある.
④装置「添付文書」に記載された「品目仕様」の「ペネトレーション深度（Bモード）」が「40mm以上」であること.

### 3. モニタ

①良好な画像が検者に負担なく観察できるものとする.
②モニタは評価するのに十分な大きさのものを使用する.
③モニタは描画追随性が良好で角度依存性の少ないものを使用する.
付記：読影に供するモニタは検査時の画像が良好かつ忠実に再現できるものとする.

### 4. 記録装置

①静止画，動画ともに経時的変化で劣化することのないデジタル記録によって保存することを推奨する.
②LAN，ファイリングシステムなどのネットワーク環境を整備することが望ましい.
③記録形式はDICOMを推奨する．やむなくファイルを圧縮する場合には，診断に支障を及

ぼす過度な圧縮をしないようにする．

④デジタル記録が可能な環境であっても，不具合に備えてハードコピーなどのバックアップ手段は準備しておく．

⑤デジタル記録装置が準備できない場合は，ハードコピーなどで対応することが望ましい．

⑥記録画像，出力画像は，実際に検査している画像が再現できるように，常に調整を行う．

# B. 条件設定

## 1. 撮像条件

①sensitivity time control（STC）［または time gain compensation（TGC）］はツマミがすべて中央位置にある状態で，画面の浅い部分から深い部分まで均一な明るさで表示する（図 1）．1 台の装置で胎児や心臓の検査も行っている場合は STC のつまみが変わっていることがあるため注意する．

②ゲインで全体の明るさを，ダイナミックレンジで階調を適切に調節する（図 2）．

③乳房の断層像において，皮膚が多層構造に描出でき，皮下脂肪組織，浅在筋膜浅層，乳腺組織，乳腺後隙，大胸筋などの構造物が明瞭に描出でき，乳腺実質の構造および病変の内部エコーが的確に判読できるようなゲインとダイナミックレンジを調整する（図 3）．

④ティッシュハーモニックイメージング，空間コンパウンド機能，特殊な画像フィルタなどは特徴を理解して使用する（図 4）．

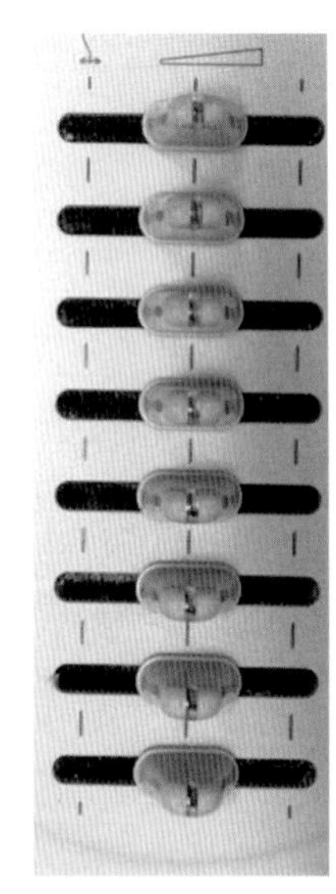

図 1　STC
STC は中央に揃える．

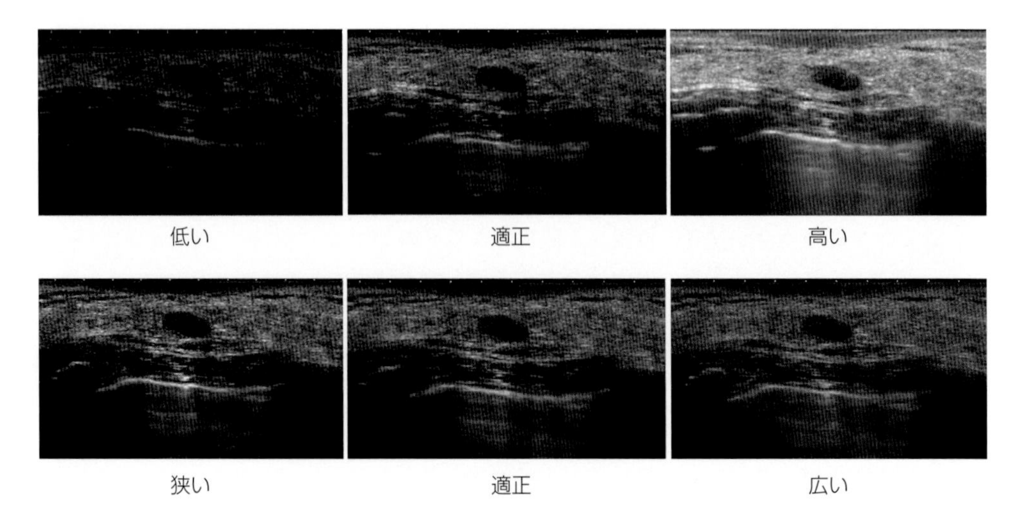


図 2　ゲイン・ダイナミックレンジによる画質の違い
上段：ゲインの変化．腫瘤の内部エコーが正しく描出できるように調節する．
下段：ダイナミックレンジの変化．狭いと明暗が強く粗雑になり，広いとメリハリがなく単調になる．

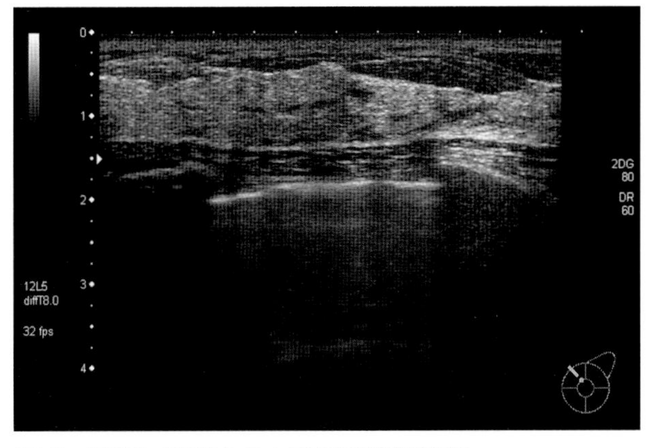


図３　適切に調節された乳房超音波画像

皮膚の多層構造から大胸筋まで良好に描出され，皮下脂肪と乳腺のコントラストが十分につき，乳腺実質の構造が的確に判読できる．

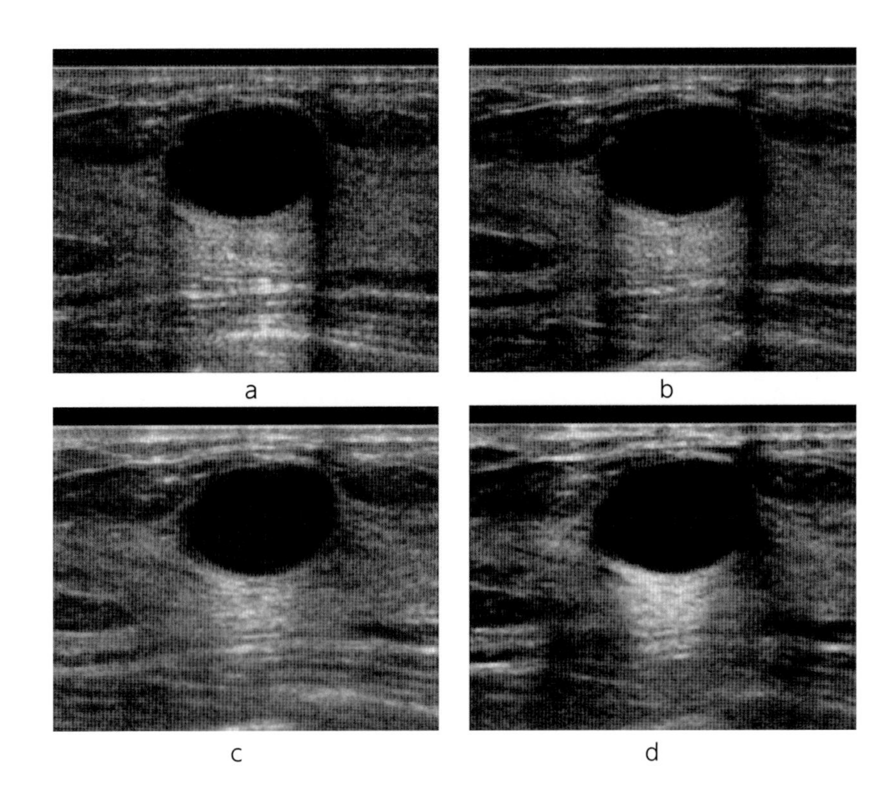


図４　画像フィルタによる画質の違い

a：コンパウンドなし，フィルタ処理なし
b：コンパウンドなし，フィルタ処理あり
c：コンパウンドあり，フィルタ処理なし
d：コンパウンドあり，フィルタ処理あり
空間コンパウンドが入ると同一の病変でも後方エコーや外側陰影が変化する．

## 2. 視野深度

①40～50mm 程度を標準とする.

②乳房の大きさや病変により適宜に拡大・縮小を行ってもよいが，過度の拡大は慎む.

## 3. 装置使用上の注意

①検査終了後には探触子に付着したゼリーを拭き取り，フリーズ状態にしておく.

②装置，探触子の性能を損なうことのないよう，定期的にメンテナンスを行うことが望ましい．なお，ファントムを定期的に撮像して画像の劣化を確認したり，日常点検を行うことが重要である（第Ⅲ章-C, D を参照).

## 4. モニタ・プリンタの調整

### a. モニタの調整

①モニタでは，調節の手順などの詳細はメーカー担当者または装置の取り扱い説明書に従う．直接光がモニタに映り込むことなどは避けるべきである．検査を行う場所の明るさが大きく変化しモニタが見えにくくなった場合，装置本体のゲインは調整せず，必ずモニタのブライトネスなどで映り具合を調節する.

②モニタのコントラストやブライトネスの調節は，部屋の明るさなど装置を使用する環境が変わった場合に限って行い，装置全体の画質調節には用いない．モニタの調整は装置上の表示のみであり，デジタル記録した画像は変化しない.

### b. プリンタの調整

①記録紙は必ず使用するプリンタに対応したものを選択する．モニタで観察している画像に忠実な記録画像をプリンタで再現できるようにプリンタの明るさ（ブライトネスとコントラスト）を調節する.

②ブライトネスの調節はグレースケールバー（図 5）の一番黒いところが周囲の黒よりわずかに明るく識別できるように調整する．このときグレースケールバーの白い領域はほとんど白で階調の差が描出できない状態になる．コントラストは表示される画像の見やすさを優

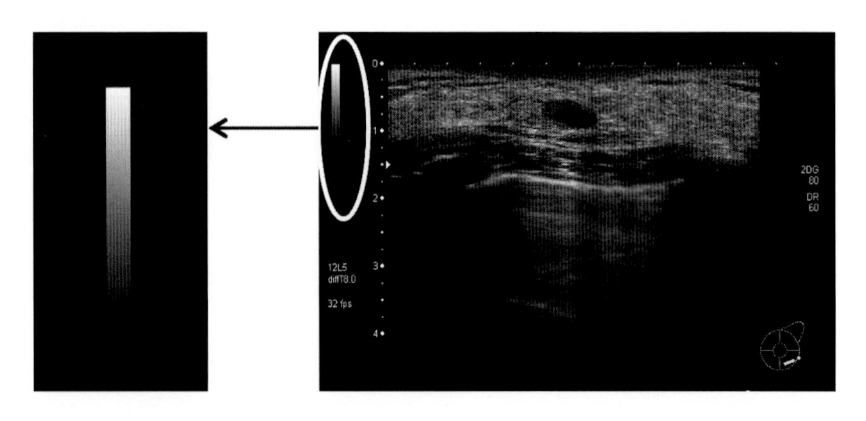


図 5　ブライトネスの調整

グレースケールバーの最も暗い位置が，ベースの黒よりわずかに明るくなるようにブライトネスを調節する.

先して調節する．皮下脂肪と乳腺のコントラストがつき乳腺実質の構造が的確に判読できるように調節する（図3）．

1台の装置で胎児や心臓などの多くの部位の検査をする場合，部位によりプリンタの調節が必要になる．部位ごとに調整したブライトネスとコントラストの数値を覚えておき調節する．たとえば，胎児の検査でプリンタの条件を設定し，そのまま乳腺の検査を行うと，暗くコントラストの付き過ぎた画像になることが多い．

## C. ファントムを用いた画像劣化の管理

当初，精度管理ファントムの使用目的は，ファントムを使用して装置の基準や画像の基準を決め，検診に使用する装置の線引きを行うことにあった．しかし，現状の超音波装置では種々の特殊な画像処理が各メーカー独自の方法で行われていることと，受信時の遅延時間の設定幅が各メーカーで異なることから，1つのファントム画像で装置や画像の基準を決めることは困難となった．

そこでファントムの使用目的を画像の経時的変化の管理に限って使用することとし，一定の基準を作成するのではなく，各施設，各装置・探触子ごとに，装置の管理を行うこととした[1]．方法は常に一定の撮像条件で定期的にファントム画像を撮像し，初回時に撮像した基準画像と比較して画像の劣化を管理することである．基準画像と変化がなければ画像の精度が保たれていることとなり，安心して日常の検査が行える[1]．画像に変化を認めたときには，メーカーに連絡し原因を調べ使用可能か判断する．また，始業時にファントムを用いた画像劣化の管理を行うことが推奨されている[2]．

ここでは，画像の経時的変化を評価することのみに特化して開発された小型の精度管理ファントム[3,4]を用いた精度管理方法を説明する．

### 1. ファントム撮像時の注意点と撮像方法

#### a. 撮像時の注意点

①ファントムは平らな所に置く．

②ファントム内部の温度は23～26℃など各施設で決めた温度で使用する（図6）．ファントムの温度によってファントムの音速が変化するため，初回の基準画像撮像時の温度と3℃差以内で撮像することが望ましい[3]．

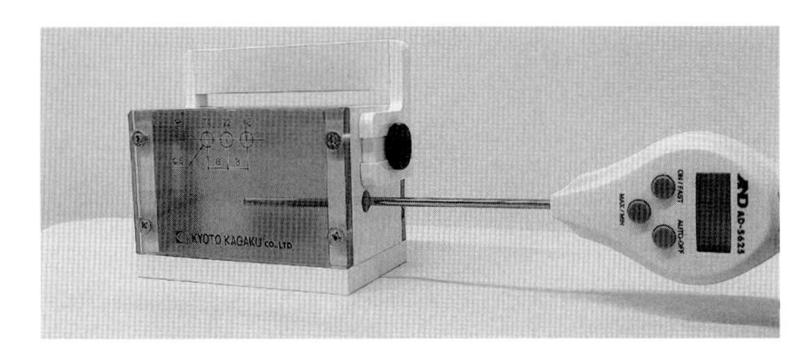


図6　ファントム
ファントム内部の温度を測定し一定の範囲の温度で撮像する．

③送信フォーカスが調節できる装置ではフォーカスはターゲットの中央か，やや深部に設定する．

④探触子の垂直性を保ち，丁寧なフリーズ走査を行う（図7）．ターゲット下部に挿入されている2本のガイドワイヤーを明瞭に描出することで垂直性が保たれている目安となる．

⑤撮像した画像は超音波装置本体に保存し，装置のモニタ上で基準画像と2画面表示して比較する．あるいはDICOMビューアに保存し，基準画像と並べて比較評価を行う（図8）．

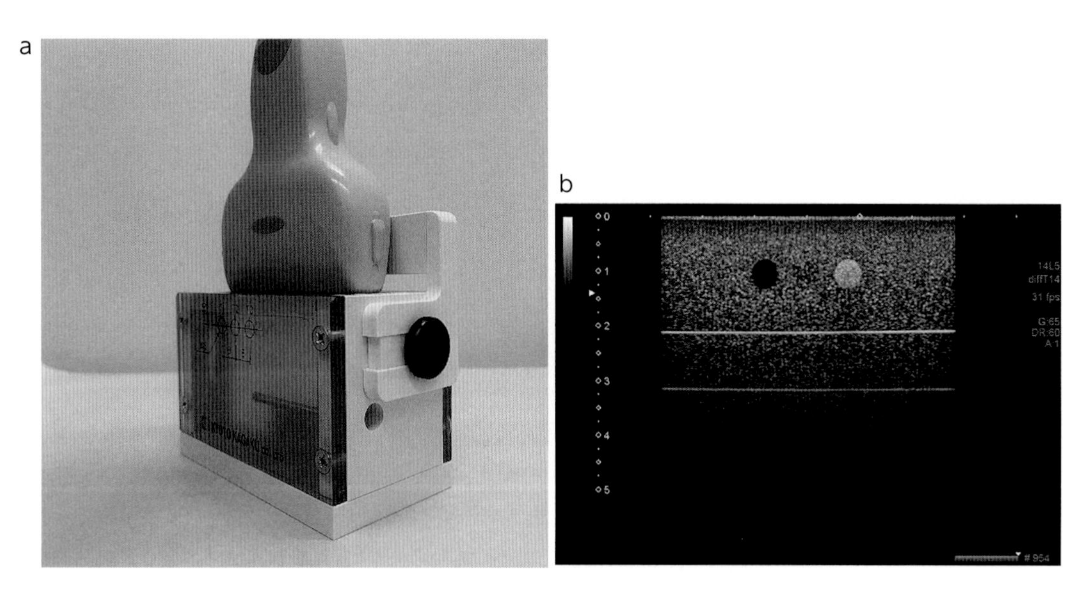


図7　適正なファントム画像

超音波入射角の垂直性の目安のために，グレースケールターゲット下部に2本のガイドワイヤーが内蔵されている（b）．また，2本のガイドワイヤーが明瞭に描出される部位でプローブを固定するための衝立板が付属されている（a）．

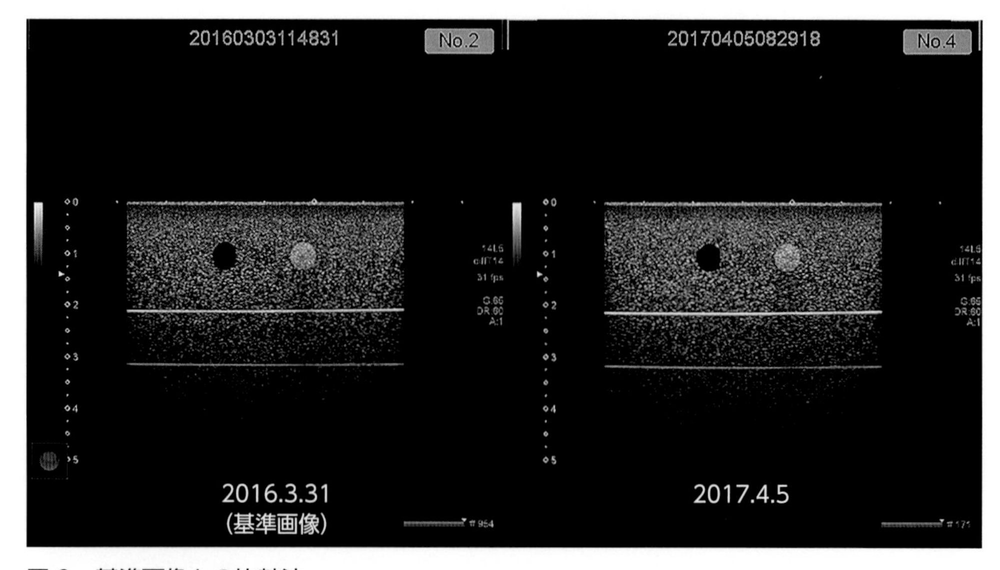


図8　基準画像との比較法

初回時に撮像した基準画像と装置のモニタ上で並べて評価を行う．

b. 撮像方法（常に一定の条件で撮像する）

①STC：sensitivity time control（TGC：time gain compensation）はすべて最大の位置に固定する（図 9）.

②ゲインはファントム画像が良好に得られる 1 つのゲインに固定し記録する.

③3 種のグレースケールターゲットを一画面に撮像する（図 10）.

④画像はデジタルデータとして記録する.

⑤最近の装置では種々のパラメータがあるため，それぞれ記録し常に一定の撮像条件で撮像する．精度管理用のプリセットを装置に登録しておくとよい．プリセットの設定方法がわからないときには，装置メーカーのアプリケーション担当者に作成を依頼するのがよい.

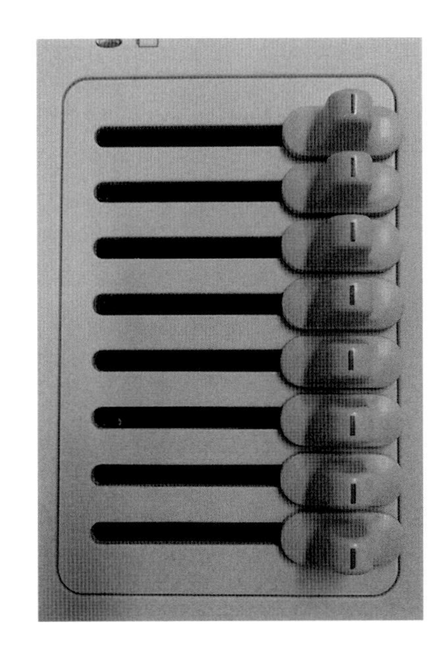

図 9　ファントム撮像時の STC
STC（TGC）はすべて最大の位置にする.

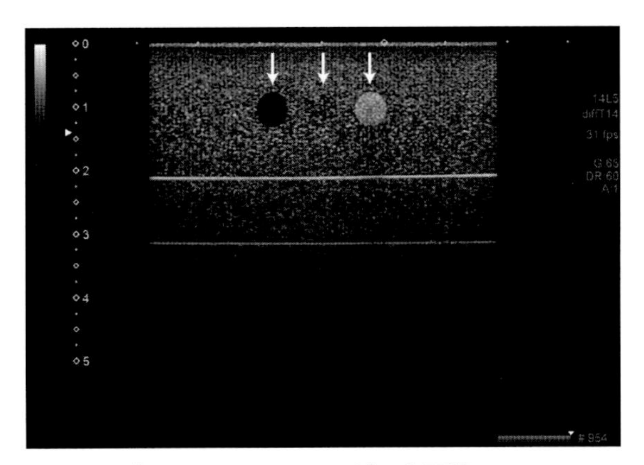


図 10　グレースケールターゲット画像
3 種（矢印部）のグレースケールターゲットとベース濃度を用いて画像劣化の管理を行う.

### 2. 評価と取り扱い

#### a. 評価

①常に，初回時に撮像した基準画像と並べて比較評価を行う．評価項目はグレースケールターゲットとベース濃度に関して，画像に変化がないか目視にて評価を行う．

②画像に変化を認めたら，ただちにメーカーに連絡し原因を調査してもらい，使用可能か判断する．

#### b. ファントムの取り扱い

①ファントムはウレタン素材を使用しているため，外力に対しては弱く取り扱いに細心の注意が必要である．特にファントム表面は破損しやすいので，撮像後に付着したゼリーや汚れはウェットティッシュで慎重に拭き取ること．

②ファントムは密閉された容器に保管する（図 11）．

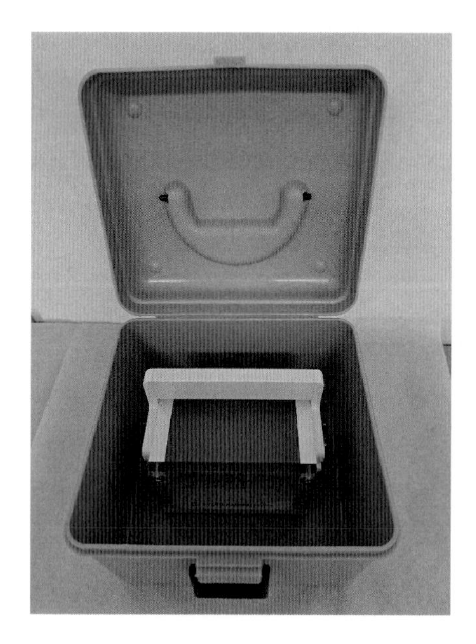

図 11　ファントム保管容器の一例
ファントムは密閉された容器に保管する．

## D. 日常点検

### 1. 電源投入前の点検

下記の項目に関して目視・触知にて確認する．

①検査室の温度，湿度が装置の使用条件に適していること．

②検査室の結露がないこと．

③探触子のケースおよび音響レンズ部分にキズ・亀裂・欠損などの破損がないこと．

④ケーブルの探触子およびコネクタとの接合部にキズ・亀裂・欠損などの破損がないこと．

⑤探触子のケーブルのねじれ，キズ，亀裂がないこと．

⑥装置の電源ケーブルのねじれ，キズ，亀裂がないこと．

⑦電源プラグがアース付 3P コンセントに接続してあること.
⑧装置のキャスターがロックされていること.
⑨観察モニタ画面にホコリ，指紋，ゲルの付着，キズ・亀裂・欠損などがないこと.

## 2. 電源投入後の点検

下記の項目に関して目視・触知にて確認する.
①探触子表面温度の異常な上昇がないこと.
②装置からの異常音・異臭・煙・異常発熱などがないこと.
③エラーメッセージがないこと.
④ネットワーク関係，プリンタなどの記録系の動作が正常であること.
⑤複数の探触子の切り替えが正常に行われること，また振動子の損傷や欠損部がないこと.
＊振動子の破損やケーブルの断線および基盤に不具合があると，その部分の振動子から超音波が送信・受信しなくなるため画像上欠損像となる．それを発見する簡便な方法として，ゼリーを付けてクリップを音響レンズの端から端までゆっくり連続的に接触しながらモニタ上で画像の欠損部がないか確認する (図 12).
⑥パネルのスイッチやつまみが正常に機能すること.
⑦装置本体の日付，時刻が正しいかの確認をすること.
⑧本体ハードディスクの空き容量が十分であること.
＊日常点検の結果は記録し保管しておく.

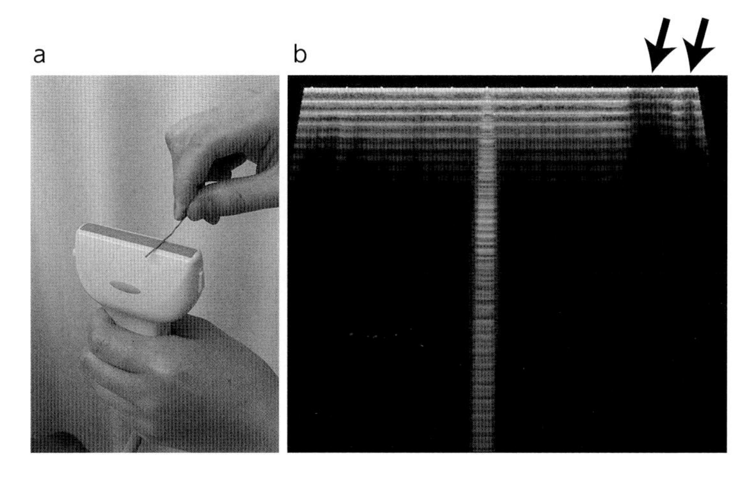


**図 12　探触子の欠損部確認法の例**

a：ゼリーを塗り音響レンズにクリップを接触させ端から端までゆっくり移動させながら欠損部がないか確認する.
b：右側に振動子の損傷を示す欠損を認める (矢印). 画面中央の高輝度エコーはクリップからの正常な像.

## E. 定期点検・清掃

①毎日実施する項目：検査室の清掃.

②1 週ごとに実施する項目：観察モニタを含む装置本体，周辺機器の清掃.

③1 ヵ月ごとに実施する項目：装置本体のファン吸い込み口とフィルタの清掃．ファントムを用い画像の変化がないか確認する.

＊メーカーによる保守契約をしていることが望ましい.

## F. 超音波診断装置の保守管理

われわれは，超音波診断装置の精度管理のため現在国内販売されている主な装置メーカーに対し，各社の保守期間を終了した超音波診断装置の公表を依頼したところ，主要 7 社から回答を得た．これをもとに各施設において装置の保守管理の参考にしていただきたい.

なお，今回回答を得たメーカーのうち，現時点において乳房用として使用可能な装置のなかに対象となる装置があるのは 4 社であり，それらを記載する（表 1：保守期間終了の乳房超音波診断装置 回答書）.

### 文献

1) 桜井正児ほか．乳房精度管理ファントムを用いた画像劣化の評価．乳腺甲状腺超音波医学 2014; **3** (1): 1-7
2) 日本乳腺甲状腺超音波医学会（編）．乳房超音波診断ガイドライン，第 4 版，南江堂，東京，2020
3) 小穴菜緒美ほか．新たな精度管理ファントムの作成と画像劣化の日常管理．乳腺甲状腺超音波医学 2017; **6** (1): 9-16
4) 小穴菜緒美ほか．乳房超音波精度管理ファントム自体の経時的劣化の評価．乳腺甲状腺超音波医学 2021; **10** (3): 45-52

表1　保守期間終了の乳房超音波診断装置 回答書
(対象:2023年11月までに保守期間が終了している,または予定の乳房超音波診断装置であり使用を推奨しない)

| 製造販売社名 | 製品名 | 型式名 | 販売開始日時 |
|---|---|---|---|
| キヤノンメディカルシステムズ株式会社 | Nemio MX | SSA-590A | 2011年4月 |
| キヤノンメディカルシステムズ株式会社 | Aplio MX | SSA-780A | 2009年10月 |
| キヤノンメディカルシステムズ株式会社 | Famio Cube | SSA-520A | 2007年12月 |
| キヤノンメディカルシステムズ株式会社 | Xario XG | SSA-680A | 2007年11月 |
| キヤノンメディカルシステムズ株式会社 | Artida | SSH-880A | 2007年9月 |
| キヤノンメディカルシステムズ株式会社 | Aplio XG | SSA-790A | 2006年12月 |
| シーメンスヘルスケア株式会社 | SONOVISTA X300PE | r3.0 | 2008年4月 |
| シーメンスヘルスケア株式会社 | ACUSON　S2000 | r1.0 | 2008年8月 |
| シーメンスヘルスケア株式会社 | SONOVISTA X300PE | r4.0 | 2008年8月 |
| シーメンスヘルスケア株式会社 | SONOVISTA X300PE | r5.0 | 2009年6月 |
| シーメンスヘルスケア株式会社 | SONOVISTA X300PE | r6.0 | 2010年6月 |
| シーメンスヘルスケア株式会社 | ACUSON　S2000 | r2.0 | 2010年7月 |
| シーメンスヘルスケア株式会社 | ACUSON　S1000 | r1.0 | 2012年3月 |
| シーメンスヘルスケア株式会社 | ACUSON　S3000 | r1.0 | 2012年3月 |
| GEヘルスケア・ジャパン株式会社 | 汎用超音波画像診断装置 | RTシリーズ | 2006年以前 |
| GEヘルスケア・ジャパン株式会社 | 汎用超音波画像診断装置 | LOGIQ 100/200/400/500/700 | 2006年以前 |
| GEヘルスケア・ジャパン株式会社 | 汎用超音波画像診断装置 | LOGIQ 5 | 2006年以前 |
| GEヘルスケア・ジャパン株式会社 | 汎用超音波画像診断装置 | LOGIQ 3 | 2006年以前 |
| GEヘルスケア・ジャパン株式会社 | 汎用超音波画像診断装置 | LOGIQ S6 | 2006年9月 |
| GEヘルスケア・ジャパン株式会社 | 汎用超音波画像診断装置 | LOGIQ 7 | 2006年9月 |
| GEヘルスケア・ジャパン株式会社 | 汎用超音波画像診断装置 | LOGIQ 9 | 2006年8月 |
| GEヘルスケア・ジャパン株式会社 | 汎用超音波画像診断装置 | LOGIQ iM | 2013年3月 |
| アロカ株式会社 | プロサウンドII SSD-6500SV |  | 2001年 |
| 富士フイルムヘルスケア株式会社 | プロサウンド SSD-3500 |  | 2003年 |
| 富士フイルムヘルスケア株式会社 | プロサウンド SSD-α10 |  | 2004年 |
| 富士フイルムヘルスケア株式会社 | プロサウンド SSD-α5 |  | 2004年 |
| 富士フイルムヘルスケア株式会社 | プロサウンドα7 |  | 2007年 |
| 富士フイルムヘルスケア株式会社 | プロサウンド SSD-3500 |  | 2007年 |
| 富士フイルムヘルスケア株式会社 | プロサウンド 6 |  | 2007年 |
| 富士フイルムヘルスケア株式会社 | プロサウンド 2 |  | 2008年 |
| 株式会社日立メディコ | デジタル超音波診断装置 EUB-6500 |  | 2001年 |
| 株式会社日立メディコ | デジタル超音波診断装置 EUB-8500 |  | 2002年 |
| 株式会社日立メディコ | デジタル超音波診断装置 EUB-5500 |  | 2003年 |
| 株式会社日立メディコ | デジタル超音波診断装置 Picus |  | 2002年 |
| 富士フイルムヘルスケア株式会社 | デジタル超音波診断装置 EUB-7500 |  | 2006年 |
| 富士フイルムヘルスケア株式会社 | デジタル超音波診断装置 HI VISION 900 |  | 2006年 |
| 富士フイルムヘルスケア株式会社 | デジタル超音波診断装置 Apron EUB-7000HV |  | 2006年 |
| 富士フイルムヘルスケア株式会社 | デジタル超音波診断装置 MyLab25 |  | 2007年 |
| 富士フイルムヘルスケア株式会社 | デジタル超音波診断装置 MyLabFive |  | 2009年 |

[特定非営利活動法人　日本乳癌検診学会]

# 第 IV 章 超音波検査法

## A. 検査法

超音波検査を行ううえで最も重要なことは，いかに見逃しがなく，かつ効率的に検査を行うかであり，そのために検者はできるだけ無理のない体勢を保ち，正しい探触子走査をスムーズに行うように心がける．

### 1. 被検者の体位

仰臥位を推奨する．基本姿勢として左右とも乳房が腕に隠れないように脇を開けてもらい，乳房外側の部分も走査しやすいような空間を確保する．ただし，乳房が大きい場合や軟らかく容易に変形してしまう場合には腕を挙上したり，検査する側の背中に枕を入れ，体を斜めにしたりすることで乳房が固定され，偏りが減り走査がしやすくなる．体位は乳房が胸壁に水平に乗った状態が望ましく，乳頭が乳房の頂点にある程度が目安となる．

### 2. 探触子の持ち方

探触子はしっかり把持し，安定した持ち方を心がける．どの部分を走査していても，常に超音波のビームが乳房に垂直に入るように保持し，また必要以上に圧迫しないよう心がける（図1）．特に血流情報を見る際には，血流を阻害させないよう探触子は軽く当てる程度にする（図2）．

a

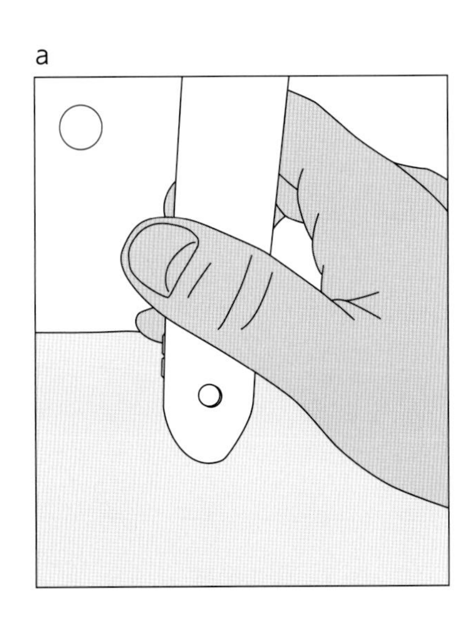

b

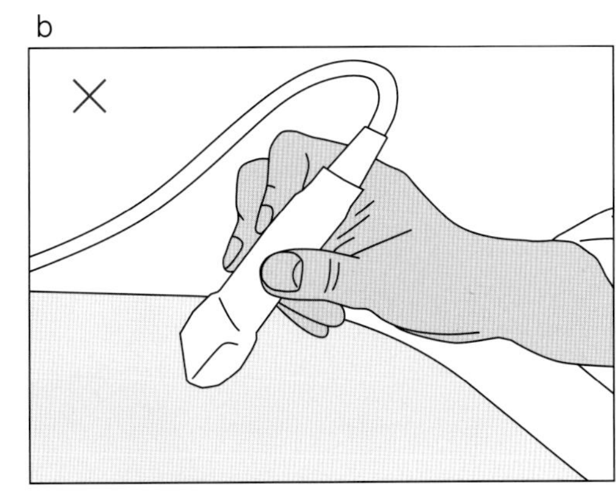

図1　探触子の持ち方（例）
a：望ましい持ち方
b：探触子をあおるようにしてしまっており，よくない例である．

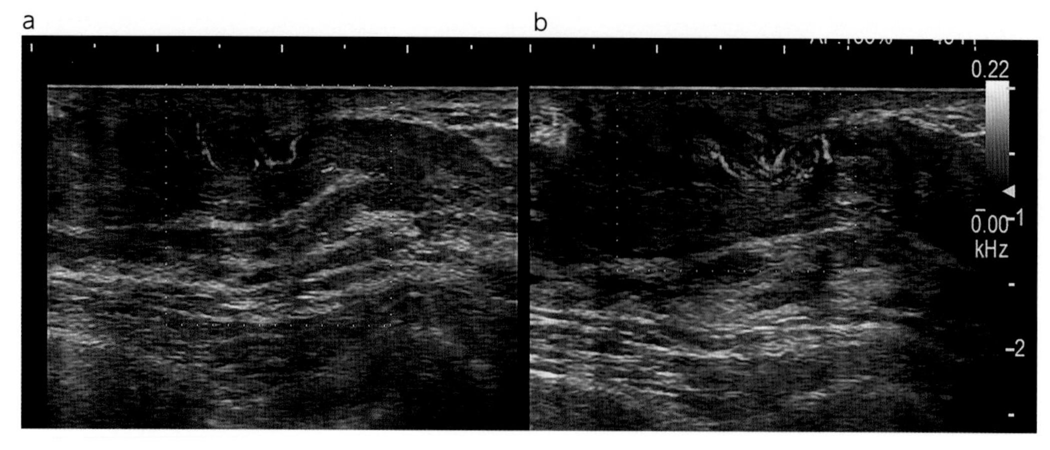


図２　血流観察時の注意
a：探触子による過度な圧迫
b：適切な圧迫
乳頭直下の乳管内乳頭腫の症例．a では探触子による圧迫が強くて血流信号が乏しく病変の血流か判断困難だが，圧迫を弱めた b では病変の存在を思わせる豊富な血流信号が見られる．

## 3. 走査手技 (図 3)

①水平断による縦走査：横断面にて探触子を頭側から尾側へ，尾側から頭側へ移動させる手技.

②矢状断による横走査：縦断面にて探触子を内側から外側へ，外側から内側へ移動させる手技.

③放射状走査：乳頭から末梢に向かう遠心性の走査と，末梢から乳頭に向かう求心性の走査があり，それらを繰り返す手技.

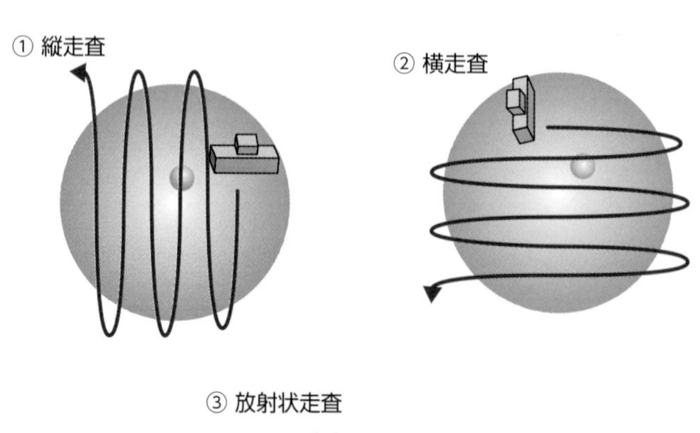


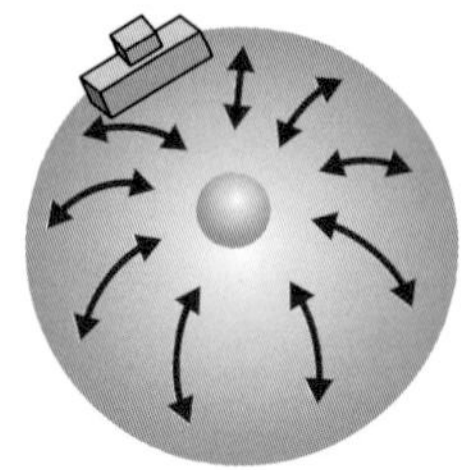


図３　走査手技

注）ABUS（automated breast ultrasound system）の利用：ABUSはこれまでのhand-held型とはまったくコンセプトの異なる乳房超音波検査の方法である．仰臥位になった女性の乳房に大きなプローブを押し当ててボリュームデータを取得し，そのデータをワークステーションに送って任意断面を作成する．医師はワークステーション上で判定を行う．検査者の技量によらない新しい技術であり，再現性もよいことから今後の検診への導入も期待される．ただし，現段階では，使用施設は少なく，公的な検診の精度管理や使用方法の教育などは行われていない（図4）．

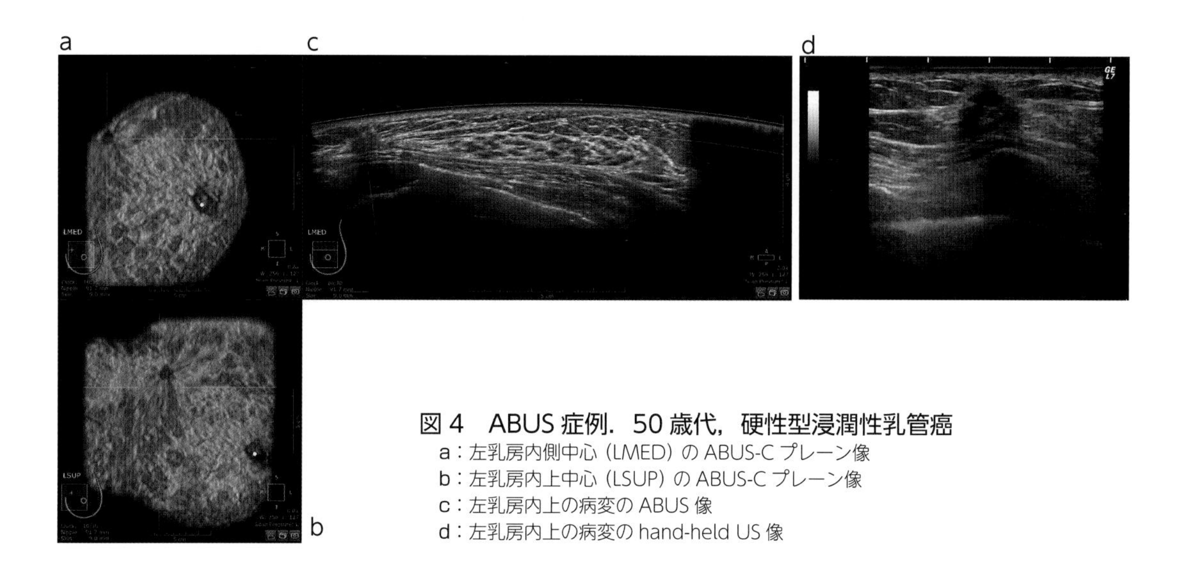


**図4　ABUS症例．50歳代，硬性型浸潤性乳管癌**
a：左乳房内側中心（LMED）のABUS-Cプレーン像
b：左乳房内上中心（LSUP）のABUS-Cプレーン像
c：左乳房内上の病変のABUS像
d：左乳房内上の病変のhand-held US像

# B. 標準走査方法と注意点

## 1. 走査の実際

まずは検査する側の乳房に正しくボディマークを合わせる．走査は前述（図3）の走査手技①②を基本とする．走査手技③は腺葉構造を意識した走査法で，構築の乱れや乳管内病変の存在や拡がりを認識しやすく，乳房から腋窩まで連続走査による観察が可能である．

探触子は乳房構造に対して垂直に当て，できるだけその状態を保持したままで同じ方向の断面の走査を少しずつ重ねて隙間なく観察する．観察範囲の上縁は鎖骨まで，下縁は乳房下溝線（inframammary fold）を含む範囲，外側は中腋窩線（腋窩の中心部を通る線）までとし，内側は胸骨正中付近まで観察するようにする．

乳頭直下は乳頭による減衰や探触子の密着がよくないために見えにくく，ゼリーを多めに使って少し横からのぞき込むように観察する（図5）．一方向の走査ではどうしても見えにくい部分があるため，その部分をカバーするよう他の方向からの観察を加えるとよい．

以上の走査手技を基本とするが，病変を見逃さないよう乳腺辺縁や乳頭直下などピットフォールとなりやすい部位を意識して，乳房を広めにくまなく走査することが重要である（図6）．

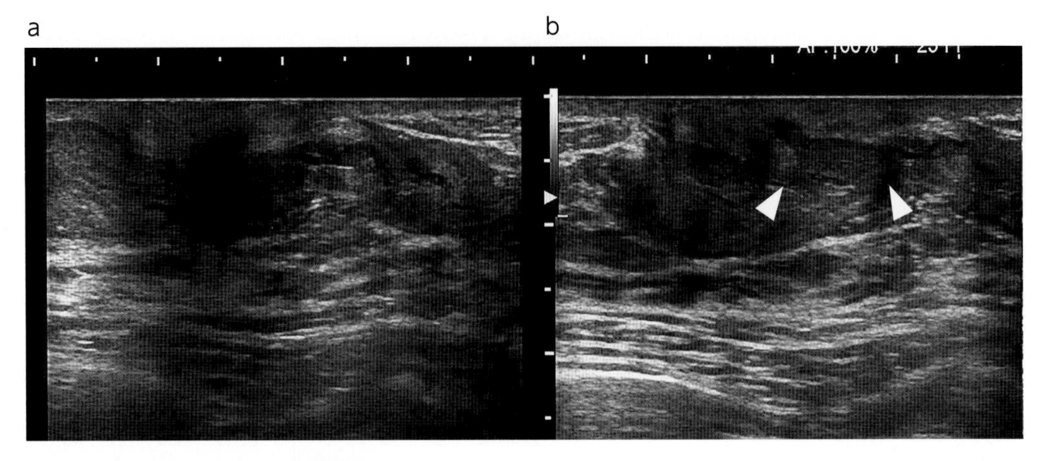


図5　ピットフォール・乳頭直下

a：描出困難

b：少し横から観察

aでは乳頭による減衰によって乳頭直下の観察が困難だが，乳頭の少し横から走査したbでは乳頭とずれて楕円形の腫瘤（矢頭）が描出可能となった．

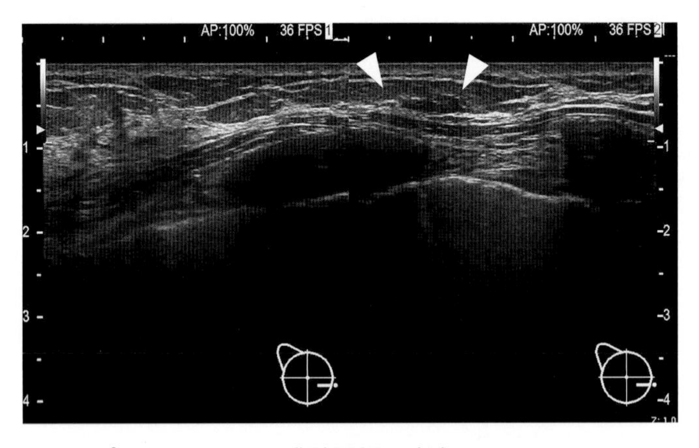


図6　ピットフォール・乳腺辺縁の病変

正中部分のかなり離れた位置に扁平な低エコー腫瘤が認められた（矢頭）．乳腺の辺縁部分は十分に末梢まで走査しないと見落とす危険性がある．

## 2. 走査中の画質調整

STCは背景乳腺に応じて観察範囲の全体の明るさがほぼ均等になるようにつまみを微調整する．

送信フォーカスは観察したい部分の下部，つまりスクリーニングの状態では乳腺の下部に合わせる．乳房の厚みによって自ずと乳腺の深さが変化するため，送信フォーカスを随時調節しながら検査する．病変があれば送信フォーカスを関心領域の深さに調節し詳細に観察する（図7）．最近では送信フォーカスの調節が不要な超音波診断装置もリリースされている．

大きな乳房など，どうしても超音波の透過性が悪く深部の観察が困難な場合には，探触子の

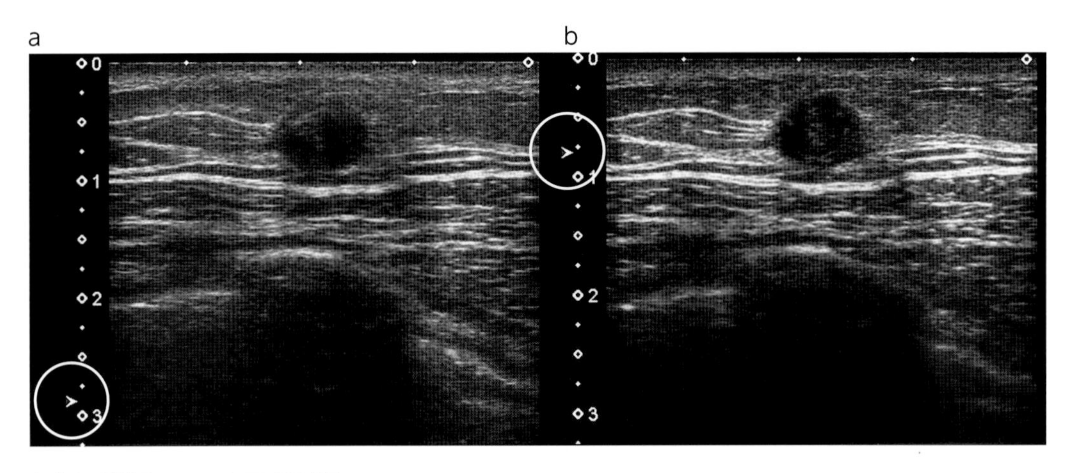


図７　送信フォーカスの調節

a：深過ぎる

b：適切

a ではフォーカス（丸で囲んだ位置）が深過ぎて腫瘤の境界部が不明瞭となっている．b はフォーカスの位置が適切で腫瘤の境界部だけでなく内部も明瞭に観察できる．

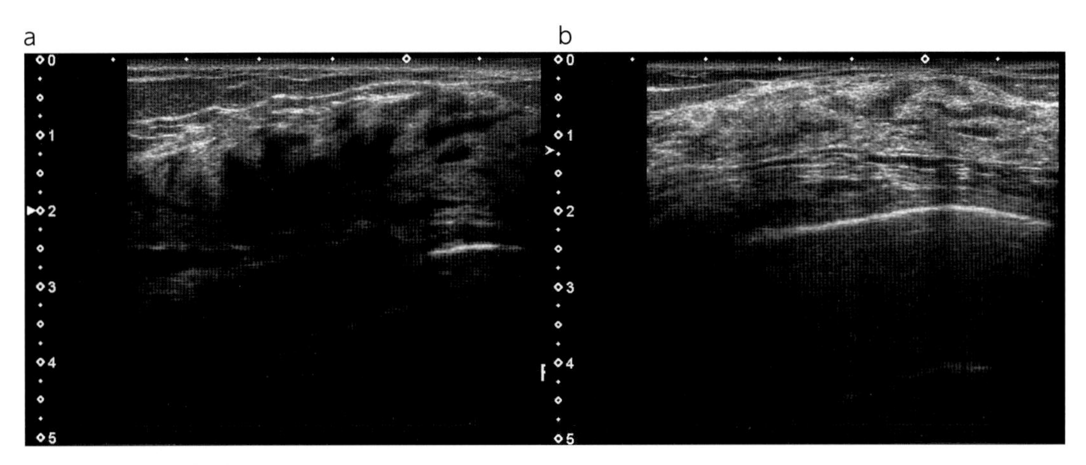


図８　探触子の角度

a：斜めで不適切

b：垂直で適切

a は探触子の角度が悪く，乳腺構造や大胸筋に対して斜めとなり，深部の描出が不良であるが，背中に枕を挿入して超音波ビームが皮膚，乳房，大胸筋に対して垂直に入るようにした b では適切な画像が描出されている．

周波数を変更して，それぞれの乳房が最も観察しやすいように調整し検査を行うが，探触子の角度が不適切で乳房に垂直に入っていない場合にも超音波ビームの損失が大きくなって深部の観察が困難になるため，探触子が垂直に当たっていることに注意を払う（図８）．

同じ被検者でも部位により描出状態は異なるためゲインも随時調節する必要がある．

# C. 検査を行う場所の環境と検査人数

## 1. 検査環境

①部屋の明るさ：検査室内はやや薄暗い程度の明るさが望ましく，極端に部屋を暗くすべきでない．操作パネル盤，手元，被検者を認識できる必要がある．超音波診断装置は移動が容易であるため環境の異なる場所で検査を行わざるを得ないことも少なくない．検査を行う場所の明るさが変化する場合には，装置本体のゲインでは調整せず，必ずモニタのブライトネスなどで映り具合を調節する．その際，グレースケールバーの一番下のグレーが背景からわずかに認識できる程度が調節の目安となる．

②部屋の温度：検査室の室温は25℃前後が理想であるが，季節による体感温度の差には配慮が必要である．

③検者の体位：モニタやパネルの高さが検者の負担にならない位置に調整でき，かつベッドや椅子なども高さ調節が可能なことが望ましい．

④備品：ゼリーウォーマーが装備されていることが望ましい．

## 2. 検査人数

超音波検査の感度は検査実施者が病変を見つけられるかどうかにかかっていることから，各人が十分と思われる時間をかけられ，また疲労による見落としがないように検査人数，検査時間を考慮すべきである．

また，1日の検査人数と検査時間は，集団検診か医療機関検診かによっても状況が異なり，検査に際しての着脱衣に要する時間やさらに画像の記録に要する時間，カラードプラやエラストグラフィなどオプションの有無などによっても異なる．したがって，いまのところ厳密な決まりはないが，参考となる資料を以下に記す．

厚生労働省の「職場のあんぜんサイト」で，超音波検査はVDT（visual display terminals）作業のうちの「[6] その他の型：画像診断検査，携帯情報端末，その他のディスプレイを備えた機器の操作等を行う作業」に該当する．VDT作業における労働衛生管理のためのガイドライン[1]において「単純入力型：すでに作成されている資料，伝票，原稿等を機械的に入力していく作業」や「拘束型：コールセンター等における受注，予約，照会等の業務のように，一定時間，作業場所に在席するよう拘束され，自由に席を立つことが難しい作業をいう」は，「一連続作業時間が1時間を超えないようにし，次の連続作業までの間に10〜15分の作業休止時間を設け，かつ，一連続作業時間内において1〜2回程度の小休止を設けること」とされている．超音波検査を含む画像診断検査は「その他の型」に分類されているが，上記に準じて指導することとされている．

公益社団法人日本超音波医学会では，「超音波検査者が安全・快適で健康的に働くための提言―作業関連筋骨格系障害と眼の障害を予防するための機器と作業環境」[2]がまとめられており，作業時間だけでなく姿勢など検査環境全般について言及されており参考となる．

### 文献

1）厚生労働省．VDT作業における労働衛生管理のためのガイドライン，平成14.4.5，基発第0405001号
2）公益社団法人日本超音波医学会：機器及び安全に関する委員会．超音波検査者が安全・快適で健康的に働くための提言―作業関連筋骨格系障害と眼の障害を予防するための機器と作業環境，2014年3月（第2版）

# 第 V 章
# 画像の記録とラベリング

## A. 画像の記録

### 1. 記録時の注意

静止画はあくまでも動画像で観察した印象の伝達手段であると認識する．漠然とした記録ではなく，次項以降で述べるようなポイントを目的とした記録を心がける．

基本的に観察は1画面で行い，記録も同様に1画面で行う．次項のように病変の直交断面を2画面で同時に表示するような場合を除き，1画面での記録を基本とする．

ボディマークを正しく表示するのは病変の誤認を防ぐうえで極めて重要なことである．特に左右の間違いには注意すべきであり，先に検査する側を手順として決めておくことと，片側の検査を終えてもう片方に移るときにはボディマークの切り替えを先に行ってから走査を始めるようにする．

### 2. 異常を認めない場合の記録

異常を認めない場合には，少なくとも左右乳房それぞれにつき1枚以上の画像を記録する．これはその乳房が検査されたということとともに，検査時の設定条件や対象乳房の性状や描出状態を記録するものである．超音波検査は任意の断面の記録が可能な反面，何枚記録したとしてもそのごく一部でしかない．検査者はそれを念頭に置き，被検者の乳房・乳腺の状態が反映できるように配慮して適宜記録を残すようにする．

### 3. 異常を認めた場合の記録

①明らかな嚢胞（単純性嚢胞）は最大断面1断面のみを記録し，大きさの計測は不要である．多発している場合は代表的な断面をいくつか記録する（図1）．

②腫瘤と認識可能な病変を発見した場合：

○その腫瘤の最大断面およびその直交断面を記録する（図2）．

○カテゴリー判定に重要な乳腺境界線の断裂の有無や（図3），腫瘤と乳頭を結ぶ断面で乳管との連続性を意識して観察するなど（図4），病変の広がりを反映する所見に注意する．これらの詳細な部分を観察する場合と病変全体像を記録する場合とでは，フォーカスを設定する部位が自ずと異なるように，目的の部位に合うよう適切な観察および記録を心がける．

○腫瘤の性状を評価するために必要な項目は適宜追加して記録する．追加が望ましい例として以下に列記する．

- 縦横比の計測を行った画像（図2）
- 境界線の断裂の有無を示す画像（図3）

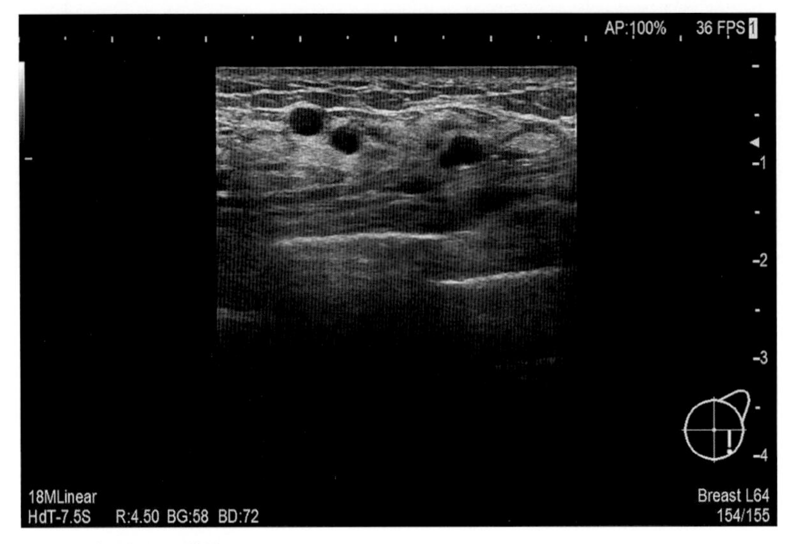


図１　多発する嚢胞

●腫瘤径の計測
- 最大径断面での最大径（長径）
- 直交する径（短径）
- 最大径断面の直交断面での最大横径（幅）

- 境界部高エコー像を含み計測

●縦横比
- 最大断面で境界部高エコー像を含まない低エコーの縦方向の長さ／横方向の長さ

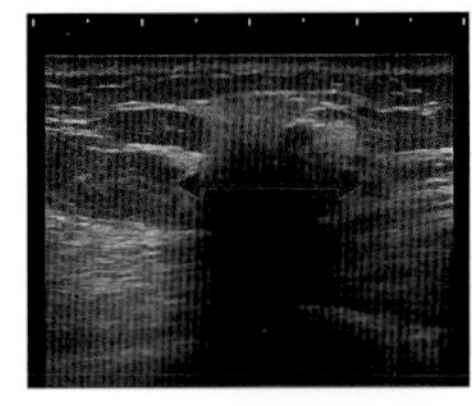

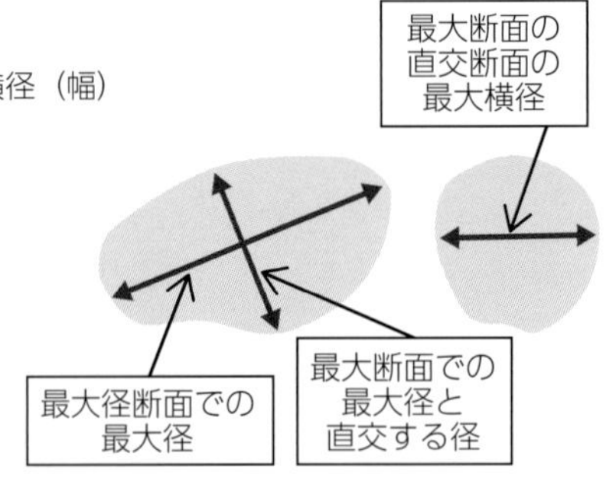


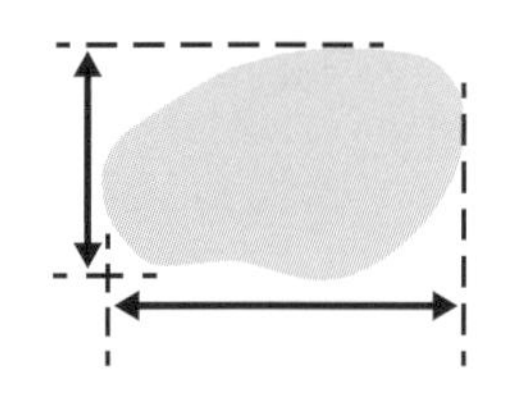

図２　最大径と縦横比の計測

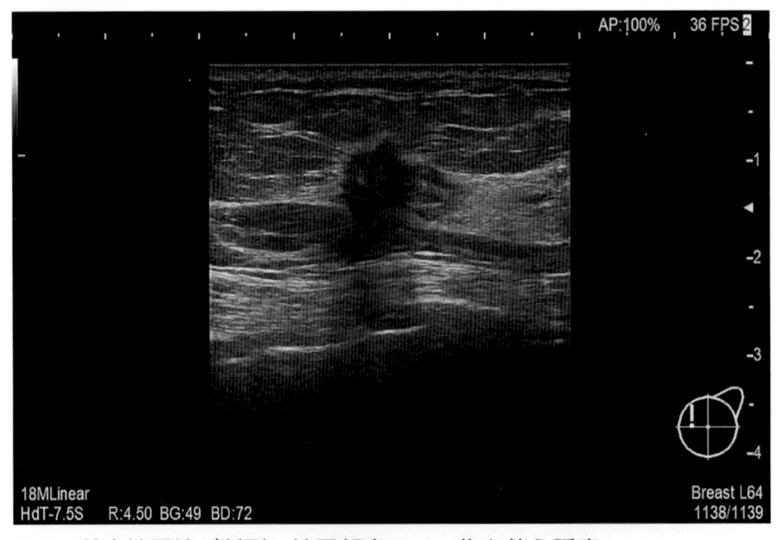


図３　前方境界線が断裂し境界部高エコー像を伴う腫瘤

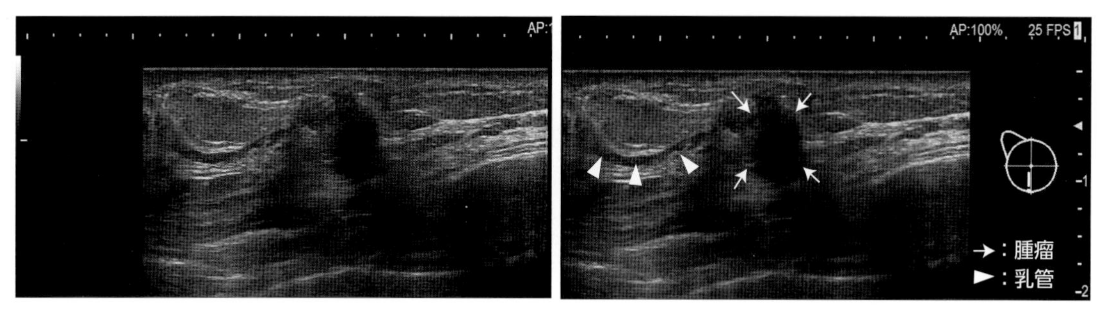


図 4　乳管との連続が見られる腫瘤

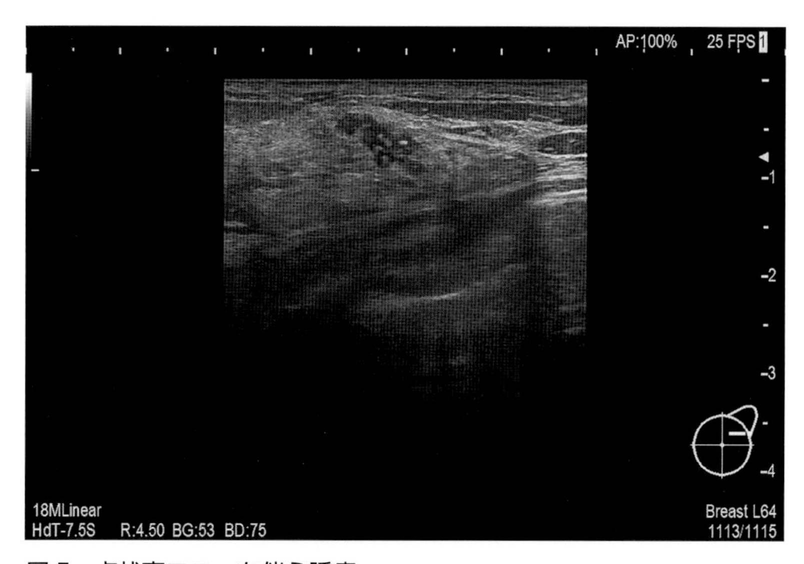


図 5　点状高エコーを伴う腫瘤

- 境界の性状や境界部高エコー像（halo）の存在を示す画像（図 3）
- 乳管との連続性を示す画像（図 4）
- 内部エコーの性状，特に点状高エコーや粗大高エコーの存在を示す画像（図 5，図 6）
- 後方エコーの性状を示す画像

③明らかな腫瘤としては認識が困難な非腫瘤性病変の場合：

○最も厚みの増している部分や内部エコーレベルの低い部分（図 7），点状高エコーが見られる部分や血流の多寡が読み取れる部分など（図 8），病変の性状を表現できる断面や，前方境界線や後方境界線の状態など周囲への広がりが判読できるような断面を記録する．

○低エコーが比較的限局して見られる場合にはおおよその大きさを計測しておくことも精密検査機関への情報提供（特に画像が添付できない場合）や次回検査時に役立つことがある．また同側の他領域や対側の同部位など対比が可能となるような対照的な部位の記録も必要である．

○腫瘤や非腫瘤性病変，いずれも病変の計測を行う場合は，キャリパを所見に重ねて計測

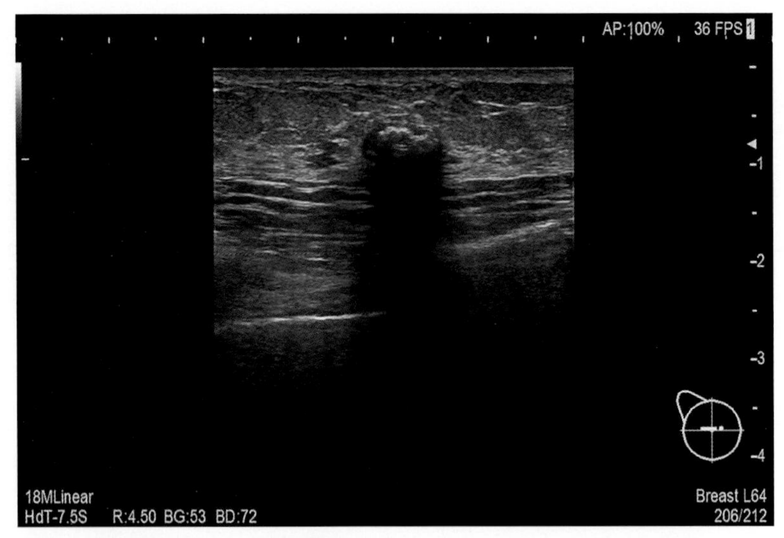


図6　粗大高エコーを伴う腫瘤

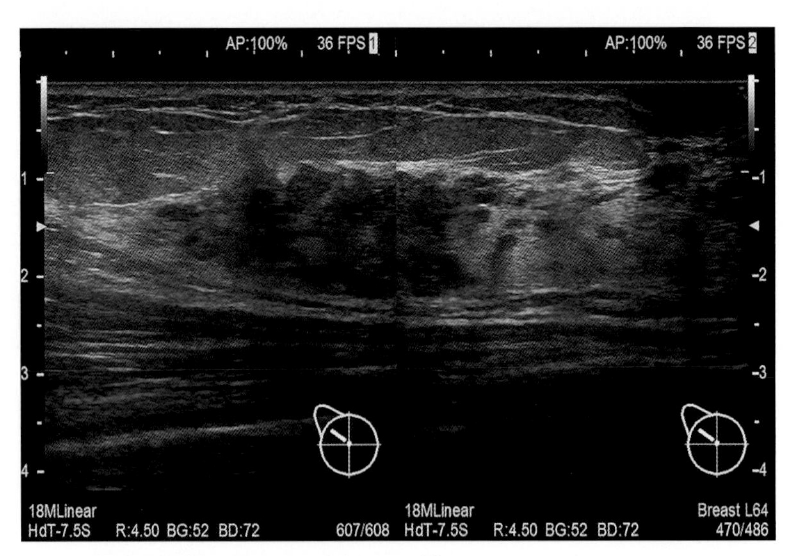


図7　乳腺辺縁部に見られた低エコー域

し，キャリパのない断面も同時に記録しておくようにする．

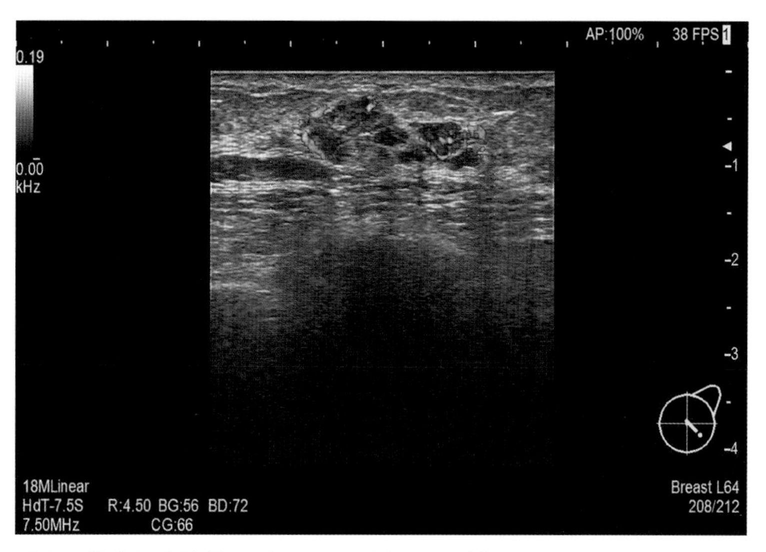


図 8　豊富な血流信号が見られる低エコー域

## B. ラベリング

病変の位置を記載する方法として，日本乳癌学会による乳癌取扱い規約に準じた方法，時計盤面になぞらえて精密に表記する方法，同心円状に 3 分割した簡易的な方法のそれぞれを次ページ図 9 に示す．

超音波検診においては時計軸表示を推奨する．診断超音波では乳頭からの距離を計測することが推奨されるが，検診においては計測に要する時間を考え，乳頭からの距離の代わりに同心円分割の簡易法でもよい．なお，C (central)，M (middle)，P (periphery) 表示は (乳腺ではなく) 乳房を 3 分割して評価する．

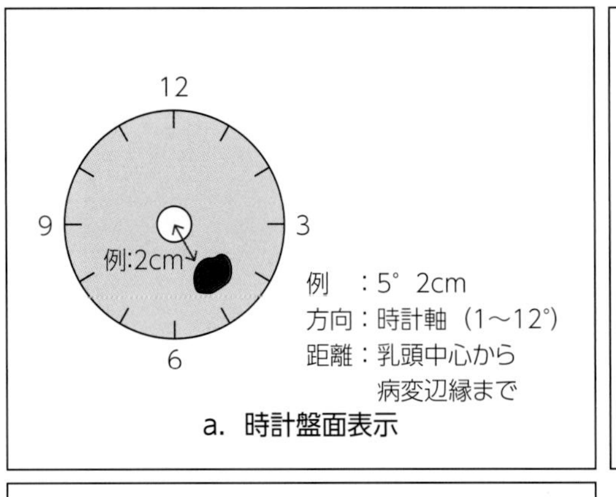


a. 時計盤面表示

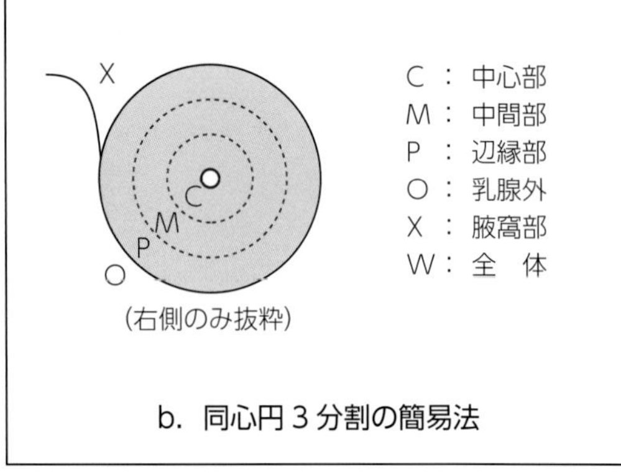


b. 同心円３分割の簡易法

C'
C
A
E, E'
D
B
（右側のみ抜粋）

A ： 内上部
B ： 内下部
C ： 外上部
D ： 外下部
C' ： 腋窩部
E ： 乳輪部
E' ： 乳頭部

c. 乳癌取扱い規約（日本乳癌学会）による表記

図９　病変の位置を記載する方法

# 第VI章
# 超音波検診における要精検基準とカテゴリー判定

## A. はじめに

わが国の乳がん検診は1987年に第二次老人保健事業として，視触診単独で開始された．しかし，それから10年後に視触診単独法による死亡率減少効果が疑問視され，科学的根拠に基づいた方法として，2000年に50歳以上の女性に対して視触診とマンモグラフィ併用検診が導入された．2004年からは対象は40歳以上の女性に拡大され，2016年には有効性が不明であった視触診が外され，マンモグラフィ単独検診が推奨されるようになり，現在にいたっている．さらに，乳がん検診の利益（benefit）と不利益（harm）から総合的に「net benefit」を考え，乳がん検診の有効性を判断していく必要があるとされている．

超音波検診は，2023年10月現在では死亡率減少効果がまだ証明されていないので，対策型検診においては推奨されていないが，任意型の検診においては全国で実施されている．その要精検基準は，一般社団法人日本乳腺甲状腺超音波医学会（JABTS）より許諾を得て『乳房超音波診断ガイドライン（第4版）』p.123〜138より抜粋・加筆し再構成している[1]．

検診においては，見落とすことなく，いかに効率よく生命予後にかかわる乳がんを拾い上げるかが重要であり，精検不要とするものを正しく理解し，拾い上げるべき所見を正しく判断することは，偽陽性率，偽陰性率を少なくすることにつながる．

そこで，本章では，検診に携わる技師，医師にとって役立つものとなるように，超音波検査で乳がん検診を実施する際に必要な要精検基準とカテゴリー判定について，JABTS編集の『乳房超音波診断ガイドライン（第4版）』[1]をベースにして解説する．

なお，基準そのものについては『乳房超音波ガイドライン（第4版）』からの引用であるが，掲載している画像はすべてを新しいものに入れ替え，要精検基準に入っていない症例で，検診の際によく見かける皮膚の所見や乳房内リンパ節などについても，その画像を示し解説を加えた．一部，点状高エコーや構築の乱れの症例では，QRコードから動画を参照できるようにして，わかりやすいものとした．

## B. 要精検基準作成における基本的考え方

この要精検基準を作成するにあたり，がん検診の利益を損なわずに不利益を最小するために以下の2つをコンセプトとした．

まず，次回の乳がん検診まで受診しなかった場合，生命予後に影響すると考えられるような乳がんを見落とさないこと，もうひとつは，良性病変を拾い上げ過ぎないような基準を作成するということである．

見落とすことなくいかに効率よく生命予後にかかわる乳がんを拾い上げるか，ということになる．その病変が乳がんの可能性があったとしても，次回の検診で指摘しても生命予後が変わらないと思われる所見であれば要精検とせず，過剰診断の減少と特異度の向上を意図した．つまり，すべての乳がんを100%拾い上げることを目的としたものではない．また，頻度は少ないが，急速に増大する非常に予後の悪い乳がんはこの要精検基準や検診そのものをすり抜けてしまう可能性もある．

上記の考え方の基本は対策型，任意型のいずれにおいても考慮されるべき事項である．

## C. 所見の分類と検診のためのカテゴリー分類

所見は腫瘤と非腫瘤性病変に分けて判定される．判定は以下のカテゴリー1～5とし，3以上を要精検とする．

- 検診超音波カテゴリー 1：異常所見なし
- 検診超音波カテゴリー 2：所見があるが精検不要
- 検診超音波カテゴリー 3：良性，しかし悪性を否定できない
- 検診超音波カテゴリー 4：悪性の疑い
- 検診超音波カテゴリー 5：悪性

ここで気をつけたいのは，診療上のカテゴリーとは必ずしも一致しないということである．つまり，検診超音波カテゴリー2は明らかな良性所見を指すのではなく，検診上,「要精検とする所見がないもの」であり,「がんではない」ことと一致しない．たとえば以下に述べるように，3mmの縦横比の小さい（0.7未満）低エコー腫瘤は検診超音波カテゴリー2と判定される．これは，初期のがんではないということを保証しない．しかし，次回までの検診までに検出しなかったとしても，生命予後に関与しない可能性が高いと考えられるものである．

日本乳癌学会では,「診断カテゴリー」を新設するとともに，その「推奨マネジメント」を定め，乳腺診療の均てん化の指標となるPPV3（positive predictive value 3：精密検査後のマネジメントとして生検を実施した症例数の陽性反応適中度）を正確かつ簡便，迅速に集計できる新しい画像検査カテゴリー判定システムの普及を目指すこととした．これに伴い，検診で行われるマンモグラフィと超音波検査をそれぞれ「検診マンモグラフィ」,「検診超音波検査」，各々のカテゴリーを「検診マンモグラフィカテゴリー」,「検診超音波検査カテゴリー」と称することとする．また，検診結果（要精検の有無）を表すカテゴリーを「検診カテゴリー」と呼ぶ．任意型乳がん検診で検診マンモグラフィに超音波検診を併用した場合は，総合判定が「検診カテゴリー」となる．また，腫瘤や異常乳頭分泌などの臨床症状がある場合は，本来は検診の対象者ではないためカテゴリー9として要精検とする．

超音波検査従事者は精検機関を兼務することも多いため，今後は「検診カテゴリー」と「診断

カテゴリー」の違いを認識して適切に運用することが重要である.

詳細に関しては「検診カテゴリーと診断カテゴリーに基づく乳がん検診精検報告書作成マニュアル」[2) ]を参照していただきたい.

(乳がん検診精密検査依頼書 兼 精密検査結果報告書については，図 40 に提示し，QR コードでダウンロードできるようにした.)

# D. 腫瘤

腫瘤について，そのフローチャート（図 1）を示す.

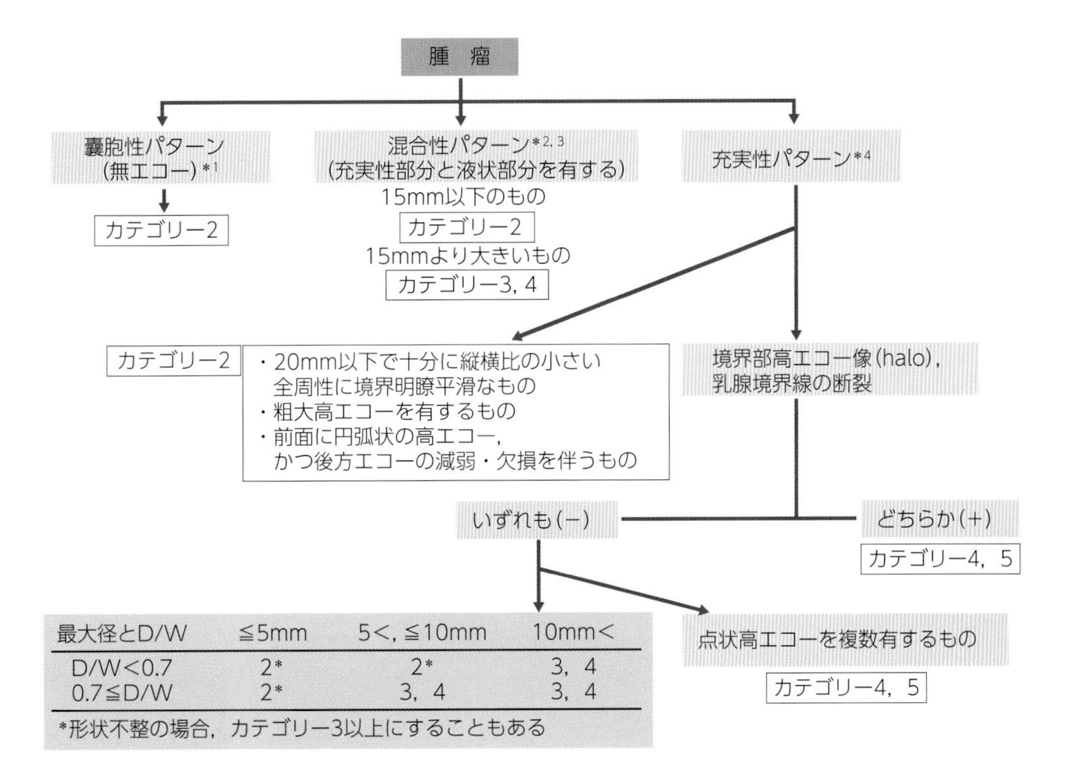


*1：嚢胞壁に点状高エコーを有するものを含む.
*2：嚢胞内腫瘤のカテゴリー判定.
1）15mm以下の病変はカテゴリー2とする.
2）15mmより大きく充実性部分の立ち上がりが急峻なものはカテゴリー3とする.
3）15mmより大きく立ち上がりがなだらかなものはカテゴリー4とする.
*3：液面形成のみのものもここに含まれる.
無エコー部分が上層の場合で腫瘤全体の大きさが15mmより大きいものはカテゴリー3，下層の場合はカテゴリー2とする.
*4：充実性腫瘤内に液状部分を有するもの，あるいは，嚢胞外に充実性部分が浸潤していると思われる所見がある場合は充実性パターンに準じて評価する.

**図 1　腫瘤の要精検基準**

［日本乳腺甲状腺超音波医学会（編）．乳房超音波診断ガイドライン，第 4 版，南江堂，2020，p.124，図 IX-1，腫瘤の要精検基準より転載］

## 1. 嚢胞性パターンの判定

### ■嚢胞性パターンの腫瘤はカテゴリー２として要精検としない

まず検出された病変が嚢胞性か充実性か，あるいは混合性病変であるかどうかをチェックする．基本的に境界明瞭平滑で内部が完全に無エコーで後方エコーが増強する場合，単純性嚢胞として，精検不要である（カテゴリー2）（図2）．超音波検査での単純性嚢胞の診断精度は高く，単純性嚢胞と診断されたものが生命予後にかかわる乳癌であることはないとしてよい．単純性嚢胞は，しばしば完全な円形や楕円形ではなく分葉形や多角形を示すこともあり，また隔壁を有するものや壁に点状高エコーを有するものがある．さらには乳腺から突出したり，脂肪織内に存在するように見えたりするものもある．多発することも多い（図3）．この範疇に嚢胞壁に点状高エコーを有するもの（図１の*1）も含まれる（図4）．ごく小さい点状高エコーについてはアポクリン嚢胞のことが多く，嚢胞内腫瘤とするのではなく，嚢胞として取り扱って問題ない[3,4]．

はっきりと単純性嚢胞であると断定できないものに対しては無理に嚢胞と判定する必要はなく，充実性病変のほうからアプローチしていけばよい（このような症例では，カラードプラが有用なことがある．本章-F. 参考所見参照）．いずれの場合でも，上述する病態に合致しない場合，無理にカテゴリー２とせず，次の段階に進んでよい．なお，対象者が高齢の場合には嚢胞内に何らかの充実性病変がないかどうか，慎重に評価する必要がある．

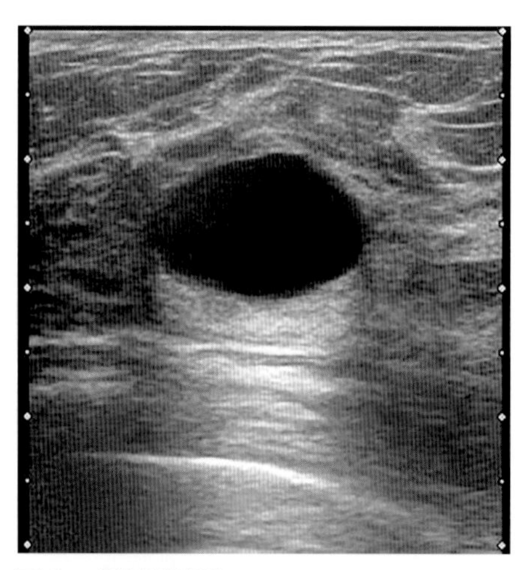

図２　単純性嚢胞

境界明瞭平滑で内部が完全に無エコーで後方エコーが増強する場合，単純性嚢胞として精検不要である（カテゴリー２）．

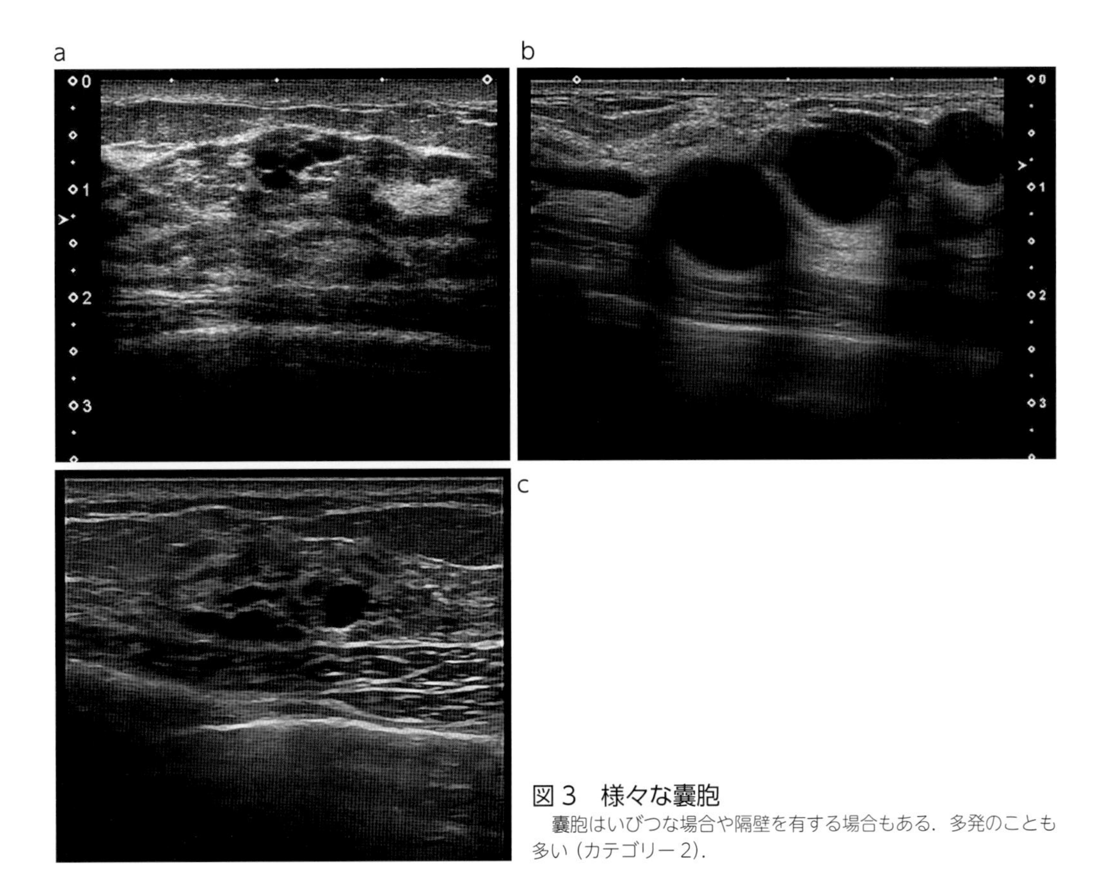


図 3　様々な囊胞
　囊胞はいびつな場合や隔壁を有する場合もある．多発のことも多い（カテゴリー 2）．

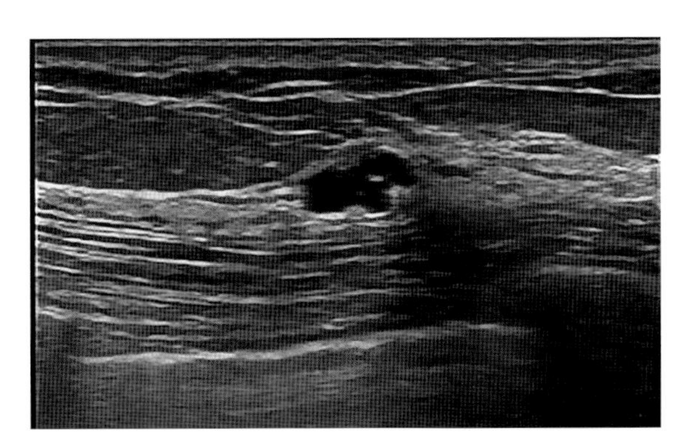

図 4　壁に点状高エコーを有する囊胞
　囊胞の壁に点状高エコーを認める．精検不要である（カテゴリー 2）．

## 2. 混合性パターンの判定

### ■混合性パターンは基本的にはカテゴリー 2，精検不要とする

混合性パターンとは，充実性部分と液状部分を有する腫瘤のことを指す．

囊胞内に何らかの充実部分が描出された場合には，囊胞内癌の可能性はある．しかし，ここで確認すべき事項として「検診は本来自覚症状のない者が受けるものである」という原則である．混合性パターンの充実部分を有するものであっても腫瘤を触知するものや血性分泌などの乳頭からの異常分泌を認めるものは検診の対象に含まれていない．したがって，混合性パターンのうち囊胞内腫瘍の腫瘤は基本的にカテゴリー 2 とする[5~7]（図 5a）．しかし，本来は触知する大きさでも自覚していないケースもあるため，15mm より大きい混合性腫瘤に関してはカテゴリー 3 以上とすることとした．また低エコー域などの随伴所見を伴うものはその所見によりカテゴリー 3 以上とする場合もある．

15mm より大きい混合性腫瘤では，囊胞内の充実性部分の立ち上がりが明瞭で急峻なものは，

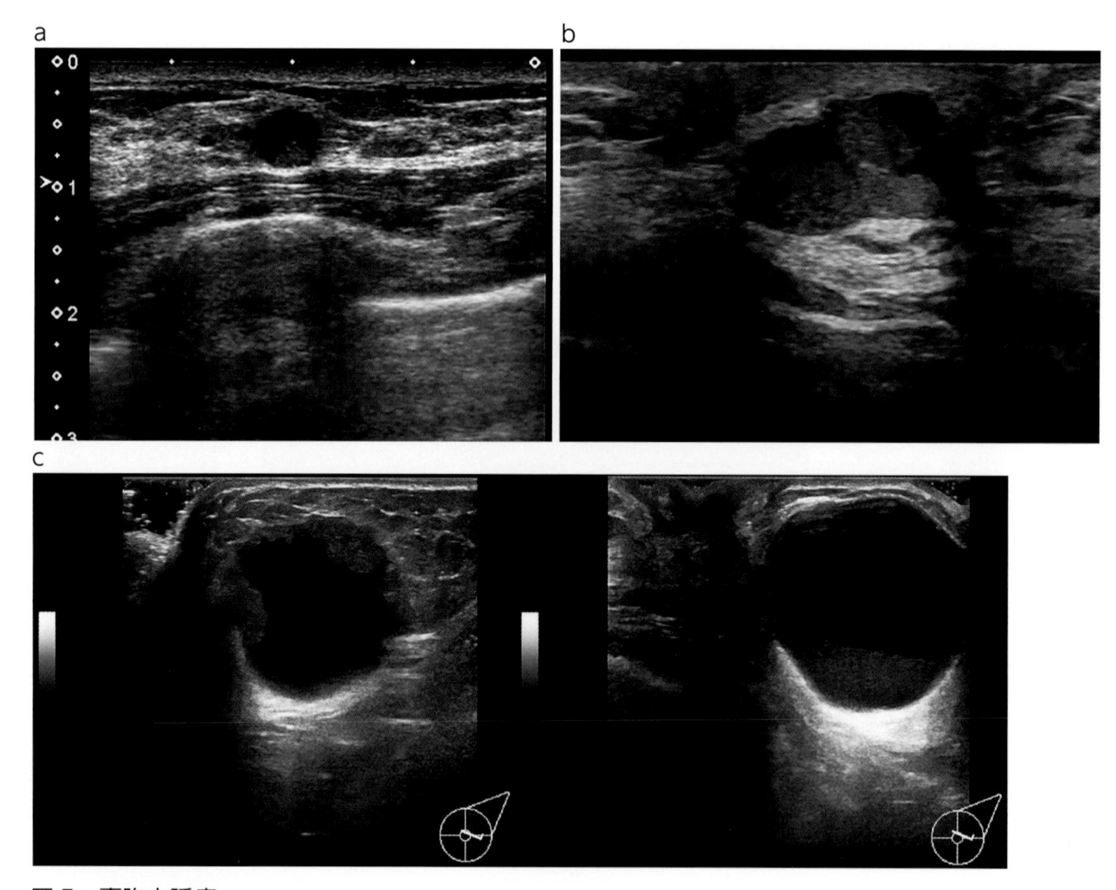


図 5　囊胞内腫瘤

a：15mm 以下で精検不要とする（カテゴリー 2）．乳管内乳頭腫であった．

b：15mm より大きく囊胞内の充実部分の立ち上がりは明瞭で急峻である（カテゴリー 3）．囊胞内乳頭腫であった．

c：15mm より大きく囊胞内の充実部分の立ち上がりはなだらかである．この症例は液面形成があり，出血を考える所見である（カテゴリー 4）．非浸潤性乳管癌であった．

立ち上がりが急峻で
明瞭なもの

立ち上がりが不明瞭でなだらかなもの

15mmより大きい

カテゴリー3

カテゴリー4

**図 6　混合性パターン（15mm より大きい嚢胞内腫瘤のカテゴリー分類）**

［日本乳腺甲状腺超音波医学会（編）．乳房超音波診断ガイドライン，第 4 版，南江堂，2020，p.126，図 Ⅸ-6 より転載］

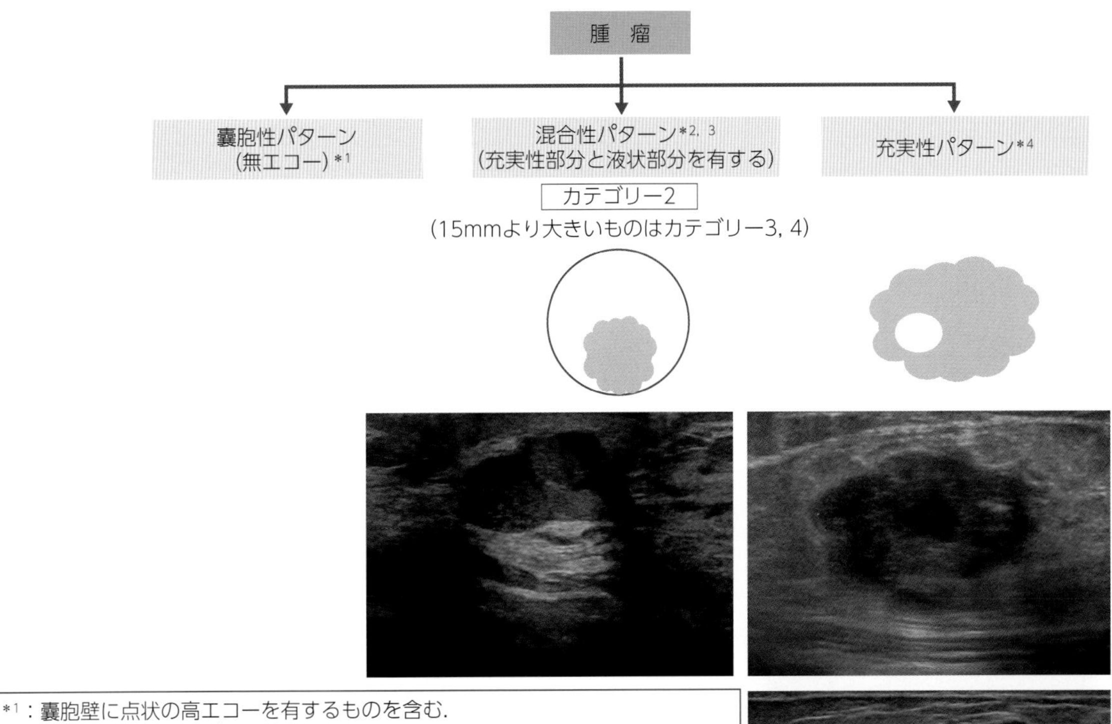


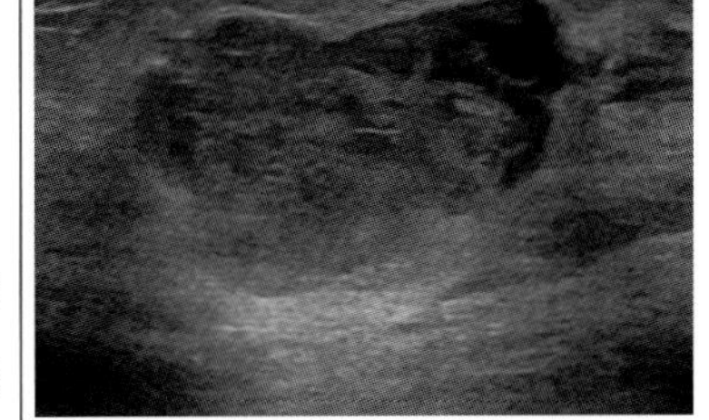

*1：嚢胞壁に点状の高エコーを有するものを含む．
*2：嚢胞内腫瘤のカテゴリー判定．
1）基本的には無症状の15mm以下の病変はカテゴリー2とする．
2）15mmより大きく充実性部分の立ち上がりが急峻なものはカテゴリー3とする．
3）15mmより大きく立ち上がりがなだらかなものはカテゴリー4とする．
*3：液面形成のみのものもここに含まれる．
無エコー部分が上層の場合で腫瘤全体の大きさが15mmより大きいものはカテゴリー3，下層の場合はカテゴリー2とする．
*4：充実性腫瘤内に液状部分を有するもの，あるいは，嚢胞外に充実性部分が浸潤していると思われる所見がある場合は充実性パターンに準じて評価する．

**図 7　腫瘤のフローチャートの first step**

充実性腫瘤の内部に嚢胞様構造を有する腫瘤は充実性パターンで評価する．

［上段の図および左下の囲み部分は，日本乳腺甲状腺超音波医学会（編）．乳房超音波診断ガイドライン，第 4 版，南江堂，2020，p.127，図 Ⅸ-7 より転載］

第一に囊胞内乳頭腫を考えてカテゴリー3とする（図5b）．立ち上がりのなだらかなものは囊胞内癌の可能性が高くなり，カテゴリー4（図5c）と判定する（図6）．

なお，混合性腫瘤であっても充実性腫瘤の内部に囊胞様構造を有するものは大きさにかかわらず，従来どおり充実性パターンとして診断する（図7）．

液面形成のみの病変も混合性パターンに含まれる．下層が無エコー部分の場合は，上層はオイルを，下層は漿液性成分を示し，乳瘤や脂肪壊死のことが多い．カテゴリー2とする（図8a）．また，囊胞内の粘性の高い脂肪分が左側に偏って右側が無エコーになることもある．（図8b）．上層が無エコーの場合，上層は血漿成分を，下層は血球成分を示し，内部の出血を意味する．液面形成のみの症例は非常にまれであるが，混合性腫瘤と同様に15mm以下であればこちらもカテゴリー2としてよい．上層が無エコーの腫瘤で15mmを超えた症例は，囊胞壁に肥厚があったり，あるいは検出できない小さな充実性部分が存在したりすることが多く，囊胞内癌の可能性を考慮してカテゴリー3もしくは年齢を考慮してカテゴリー4と判定する（図8c〜e）．

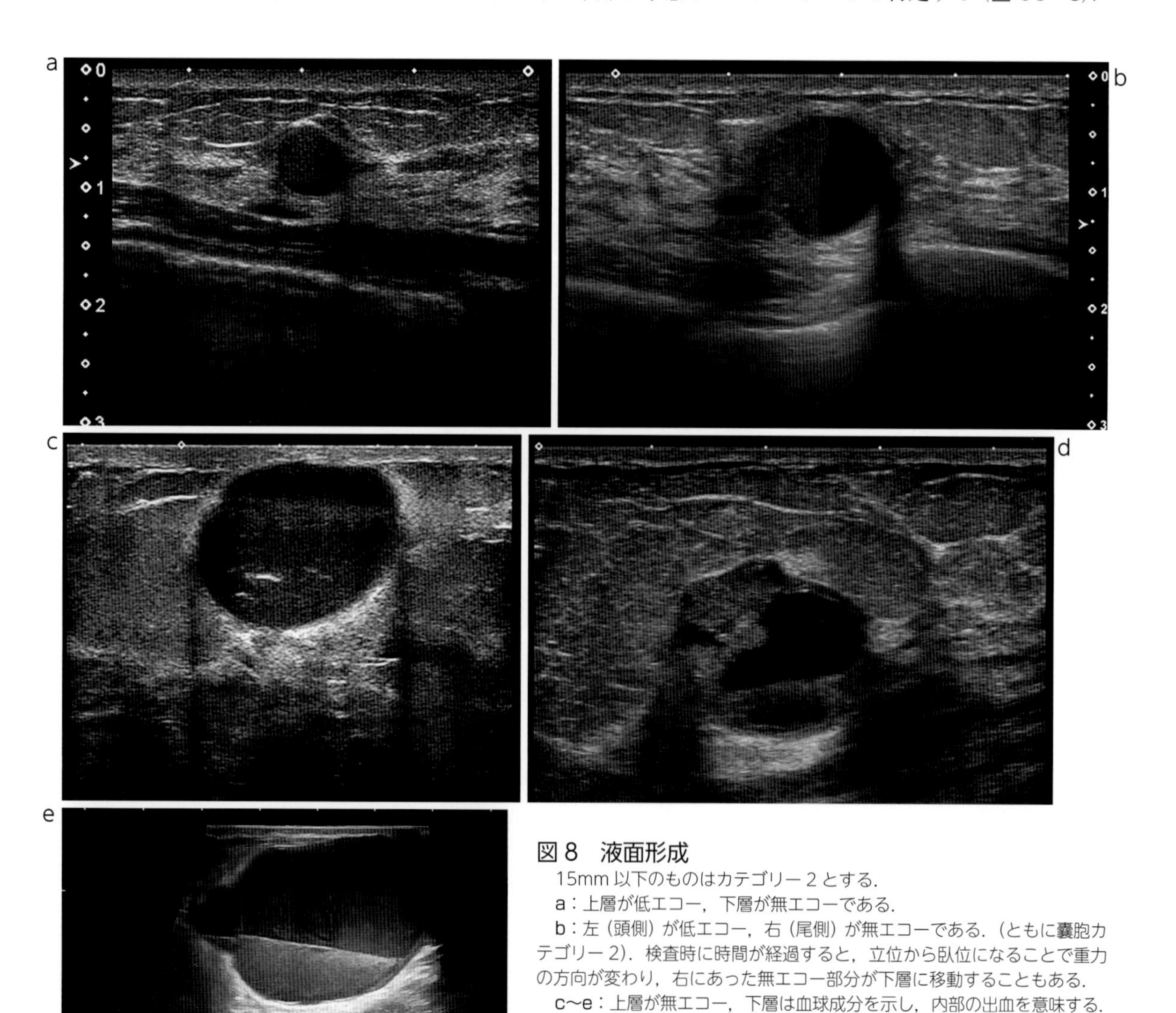


**図8　液面形成**

15mm以下のものはカテゴリー2とする．

a：上層が低エコー，下層が無エコーである．

b：左（頭側）が低エコー，右（尾側）が無エコーである．（ともに囊胞カテゴリー2）．検査時に時間が経過すると，立位から臥位になることで重力の方向が変わり，右にあった無エコー部分が下層に移動することもある．

c〜e：上層が無エコー，下層は血球成分を示し，内部の出血を意味する．いずれも15mmより大きくc，dは浸潤性乳管癌．eは非浸潤性乳管癌であった症例．

## 3. 充実性パターンの判定

**■明らかな良性所見を有するものをカテゴリー 2 として精検不要とする**

### ①20mm 以下の縦横比が十分に小さい全周性に境界明瞭平滑な腫瘤

縦横比が十分に小さく（目安としては 0.5 くらいを想定している）全周性に境界明瞭平滑で，典型的な線維腺腫と診断できるものは，カテゴリー 2 として精検不要とする（図 9a）．形状は原則として楕円形であるが，わずかにくびれを持つ分葉形も含める[8,9]．

### ②粗大高エコーを含む腫瘤

硝子化した線維腺腫と異物肉芽腫が入る．ほとんどの場合，境界明瞭平滑な腫瘤でそのなかに音響陰影を伴う粗大高エコーを有する際には，良性腫瘤と判断し，カテゴリー 2 としてよい（図 9b，c）．

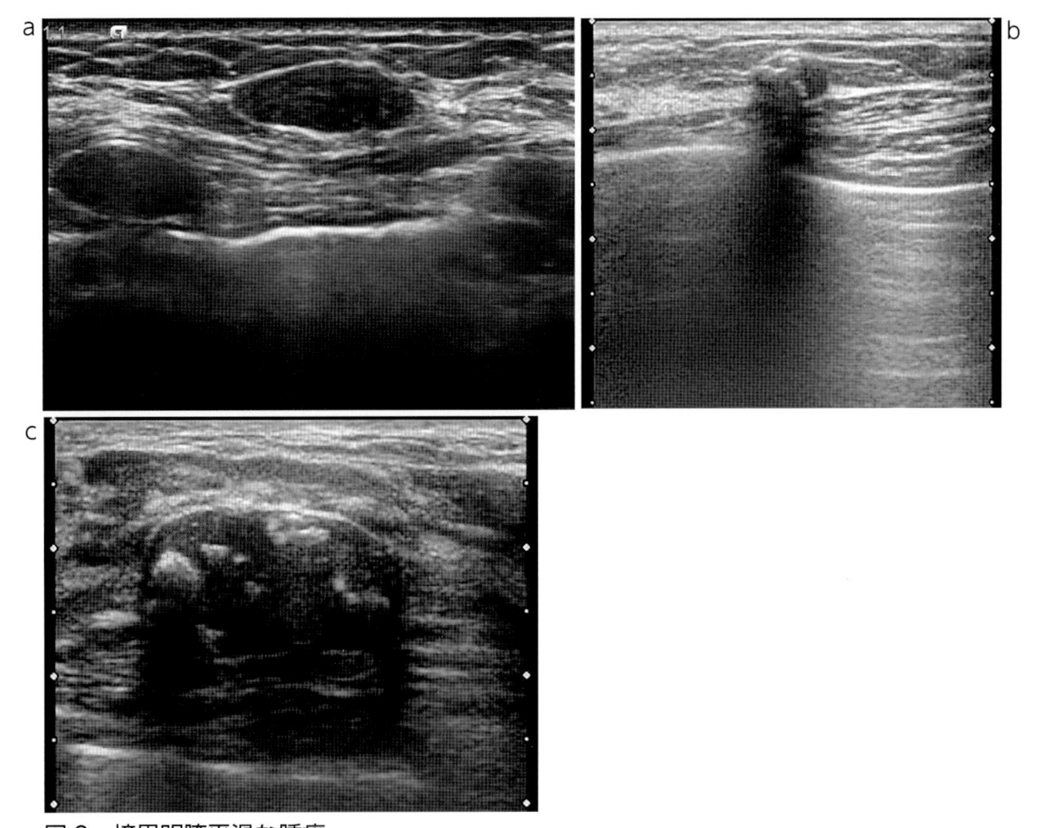

図 9　境界明瞭平滑な腫瘤

a：20mm 以下で全周性に境界明瞭平滑で縦横比が十分に小さい腫瘤．線維腺腫と考えてよい（カテゴリー 2）．

b，c：境界明瞭平滑な腫瘤の内部に粗大高エコーを有する．粗大な石灰化を意味する．硝子化した線維腺腫（カテゴリー 2）．

### ③前面に円弧状の高エコーかつ後方エコーの減弱・欠損を伴う腫瘤

典型的な濃縮嚢胞である．前面の高エコーが円弧状で明瞭平滑であることが重要な所見である．前面のエコーが側面エコーより強いのが特徴である．カテゴリー2としてよい（図10）[10,11]．

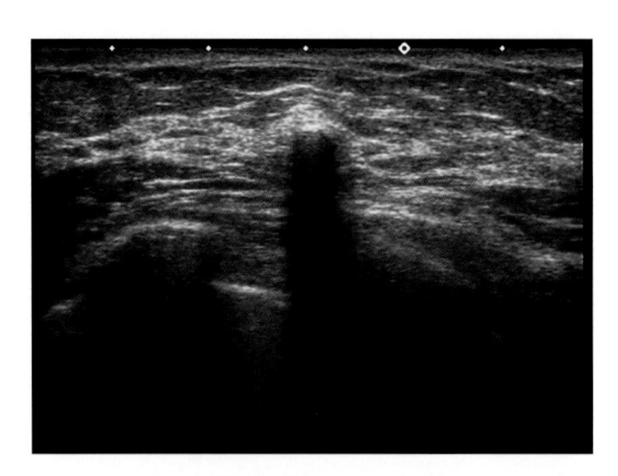

**図10　前面に円弧状の高エコーを有し，かつ後方エコーの減弱を伴う境界明瞭平滑な腫瘤**

前面に円弧状の高エコーを有する境界明瞭平滑で後方エコーの減弱を伴う．濃縮嚢胞と判断できる（カテゴリー2）．

## ■浸潤所見を有する場合（乳腺境界線の断裂あるいは境界部高エコー像の形成のいずれかが認められる場合）はカテゴリー4または5と判定する

明らかな浸潤所見，すなわち，乳腺境界線の断裂あるいは境界部高エコー像（halo）の形成のいずれかが認められる場合には，ほとんどの場合，浸潤癌と考えてよい．

境界部高エコー像や境界線の断裂所見が断定できる場合にはカテゴリー5（図11），判定が難しく断定できない場合にはカテゴリー4とする（図12）[12,13]．この両者のうち，乳腺境界線の断裂に関しては判定者によるばらつきが多いが，明らかな境界部高エコー像（halo）に関しては判定者の一致率も高い．つまり，明らかに境界部高エコー像（halo）があれば浸潤している可能性が非常に高く，乳腺境界線の断裂が伴わない場合においても確信をもってカテゴリー5とできる．乳腺境界線の断裂に関しては，乳腺内膿瘍などの組織破壊性のある良性疾患，あるいは非浸潤癌のdesmoplastic changeでも，まれではあるが生じうる．また，乳腺実質の浅部から発生した良性病変やCooper靱帯内に存在する乳管内病変が境界線を断裂しているように見える場合がある（図13）．したがって，境界明瞭な腫瘤が境界線を断裂しているように見える場合や境界部高エコー像を伴わず境界線の断裂があるかどうか迷う場合には，カテゴリー4までにとどめるか，あるいは診断樹の次に進んで判定するのがよい[14]．

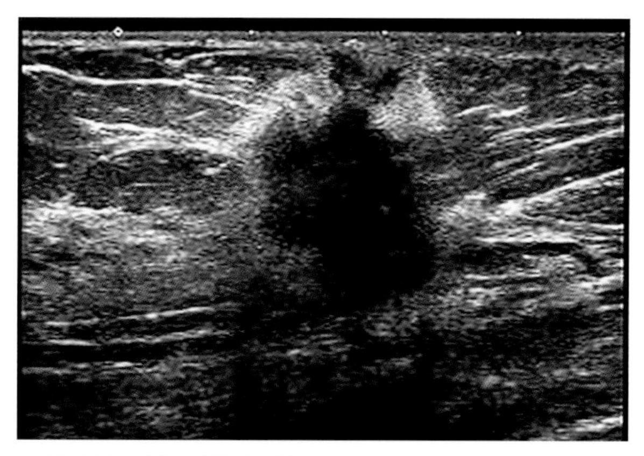

図 11　前方境界線の断裂と境界部高エコー像を伴う腫瘤

前方境界線の断裂があり，境界部高エコー像（halo）も伴う低エコー腫瘤．浸潤性乳管癌であった（カテゴリー 5）．腫瘤境界を図 12 および図 13 と比較されたい．

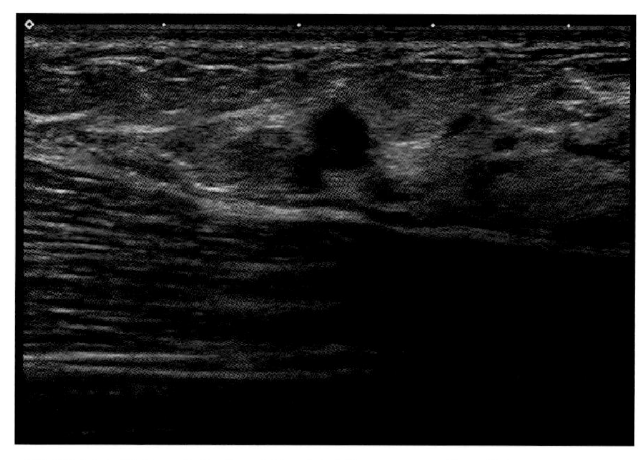

図 12　乳腺境界線の断裂と境界部高エコー像が断定できない腫瘤

前方境界線が断裂しているように見えるが断定できない．境界部高エコー像の存在もはっきりしない不整形腫瘤（カテゴリー 4）．浸潤性乳管癌であった．

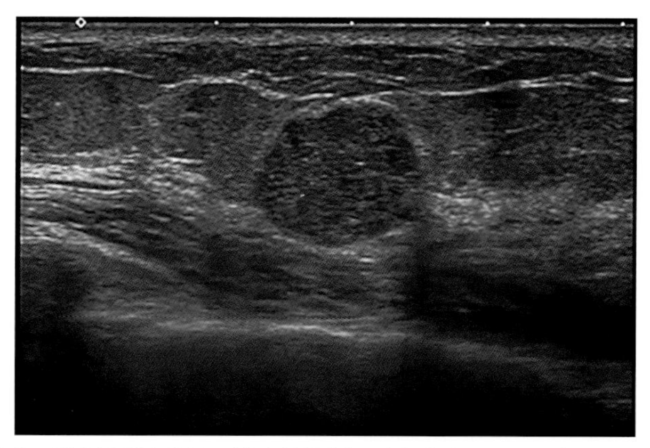

図 13　境界明瞭平滑で前方境界線の断裂があるのか悩む腫瘤

境界明瞭平滑な低エコー腫瘤で，前方境界線の断裂があるのか，圧排しているだけなのか迷う腫瘤（カテゴリー 3，4）．線維腺腫であった．

## ■点状高エコーが複数存在する場合はカテゴリー4あるいは5と判定する

粗大高エコーは良性の所見であるが，複数のごく微細な点状の高エコーが存在している場合には，乳癌による壊死型の悪性石灰化である可能性が高く，カテゴリー4あるいは5と判定できる（図14）．多くの場合，腫瘤は境界不明瞭あるいは明瞭粗ぞうである．悪性を示唆する石灰化はかなり小さく，音響陰影を伴わないことがほとんどである[6,15,16]．

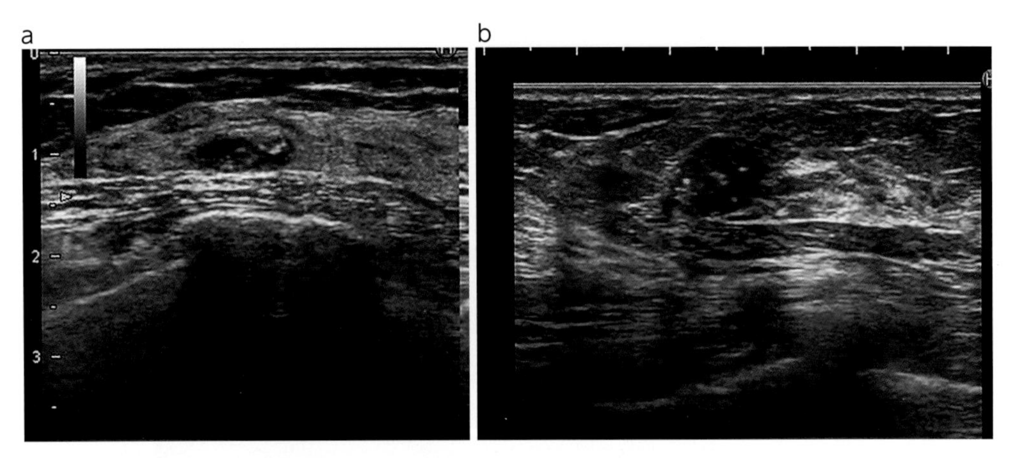


図14　点状高エコーが複数見られる腫瘤

腫瘤内に点状高エコーが多数見られる（カテゴリー4，5）．非浸潤性乳管癌のことも浸潤性乳管癌のこともありうる．
a：非浸潤性乳管癌
b：浸潤性乳管癌

## ■縦横比と病変の大きさによる判定

病変は，その最大径が「5mm以下」，「5mmより大きく10mm以下」，「10mmより大きい」腫瘤に分けて検討する．また，縦横比は0.7を良・悪性の指標とした．以下に病変の大きさごとに検討内容を説明する[17~21]．

### ①5mm以下の病変は原則的にはカテゴリー2とする

5mm以下の腫瘤については，万が一その腫瘤が悪性であったとしても，次回の検診で拾い上げれば生命予後不良とはならずに検出できると考え，縦横比の大小にかかわらず原則としてカテゴリー2と判定し，基本的には要精検としない（図15a，b）．ただし，腫瘤が形状不整の場合あるいは辺縁不明瞭，明瞭粗ぞうである場合には，小さい浸潤癌あるいは非浸潤癌の可能性があり，カテゴリー3として要精検とすることもある（図15c）．

### ②5mmより大きく10mm以下の腫瘤は縦横比が0.7より大きい場合は要精検とし，0.7未満の場合には原則としてカテゴリー2とする

明らかな浸潤所見がなく，しかも5mmより大きく10mm以下の腫瘤で縦横比が0.7より小さいものについても，同様にカテゴリー2とする（図16）．ただし，10mm以下であっても縦横

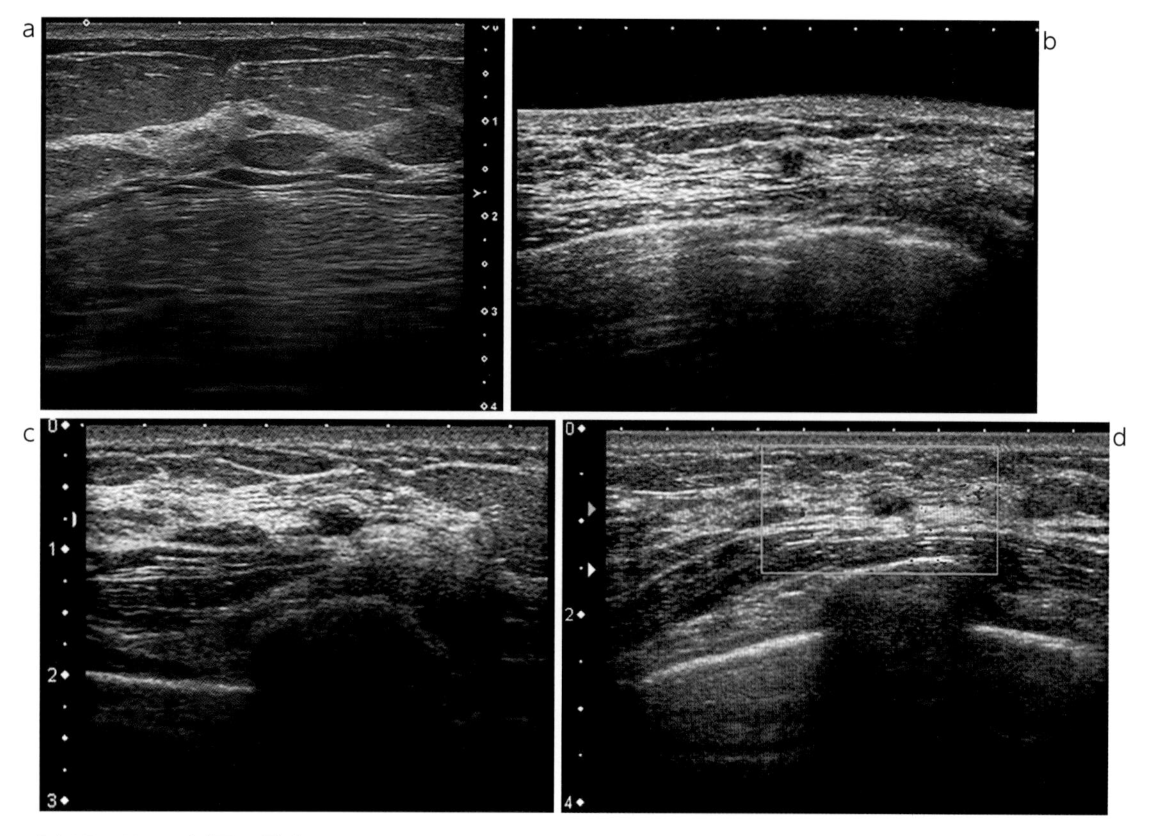


## 図 15　5mm 以下の腫瘤

万が一その腫瘤が悪性であったとしても，次回の検診で拾い上げれば生命予後には影響しないと考え，縦横比の大小にかかわらず，原則としてカテゴリー 2 とする．

a：縦横比の小さい低エコー腫瘤（D/W=0.6）で最大径は約 4mm．精検不要で，カテゴリー 2 である．

b：縦横比が大きい低エコー腫瘤（D/W=1.1）で，最大径は 3.3mm．縦横比が 0.7 以上でも原則カテゴリー 2 とする．

c：最大径 4.5mm の小さな低エコー腫瘤で，縦横比は小さいが，形状はやや不整であり，カラードプラでは内部に流入する血流信号が認められた．悪性の可能性も否定できず，カテゴリー 3 とした．

最終診断は非浸潤性乳管癌であったが，今回精検不要としても，次回の検診で拾い上げれば，生命予後には影響しないものと考えられる．

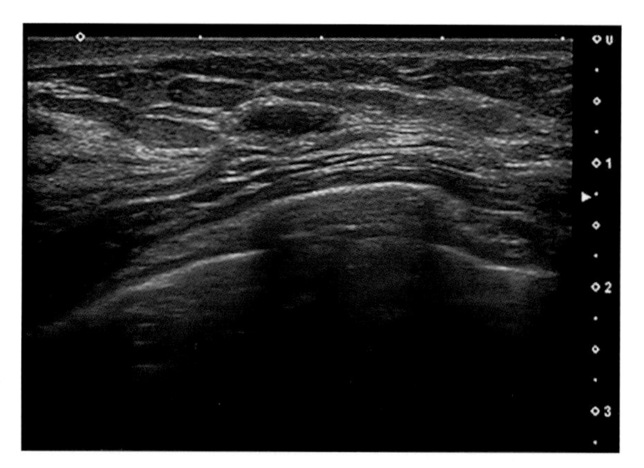

## 図 16　明らかな浸潤所見のない 5mm より大きく 10mm 以下，縦横比が小さい腫瘤

明らかな浸潤所見がなく，5mm より大きく 10mm 以下の腫瘤で縦横比が 0.7 より小さいものは精検不要，カテゴリー 2 である．

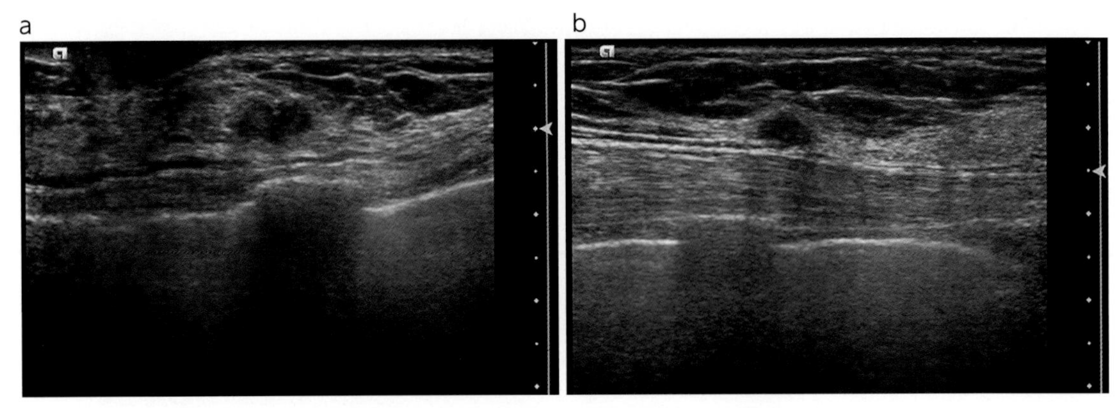


図 17　形状不整で 5mm より大きく 10mm 以下，縦横比が小さい腫瘤

a，b ともに 5mm より大きく 10mm 以下の腫瘤で縦横比は 0.7 より小さいため，計測上はカテゴリー 2 だが，形状不整であることからカテゴリー 3 とした．これらの症例はともに浸潤性乳管癌硬性型であった．

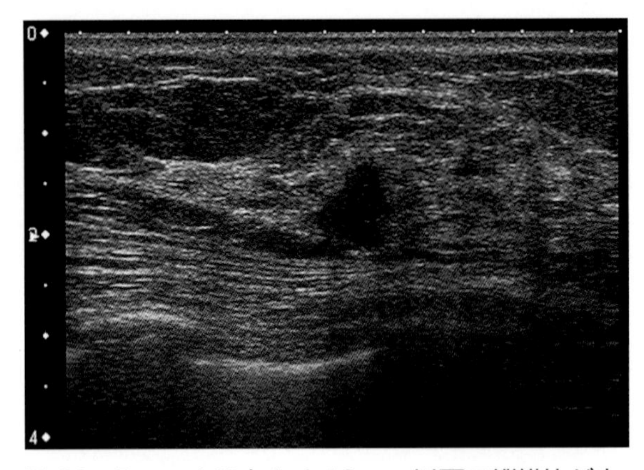

図 18　5mm より大きく 10mm 以下で縦横比が大きい腫瘤

5mm より大きく 10mm 以下で縦横比が大きいものについては，浸潤癌の可能性を考えカテゴリー 3 または 4 とする．この症例はカテゴリー 4 とした．最終病理診断は浸潤性乳管癌であった．

比の小さい浸潤癌もあり，腫瘤が形状不整の場合あるいは境界不明瞭，明瞭粗ぞうである場合には，5mm 以下と同様，カテゴリー 3 として要精検とすることもある（図 17）．5mm より大きく 10mm 以下で縦横比が大きいものについては，浸潤癌の可能性を考え，カテゴリー 3 または 4 として要精検とする（図 18）．

③10mm より大きい腫瘤については縦横比にかかわらず原則として要精検とする

10mm より大きい腫瘤については，原則としてカテゴリー 3 以上の判定を行い，縦横比が 0.7 を下回るものであっても要精検とする（図 19）．ただし，縦横比が大きいほうが悪性の可能性はより大きくなる．このなかには，比較的境界明瞭なものも，境界不明瞭なものも含まれる（図 20）．

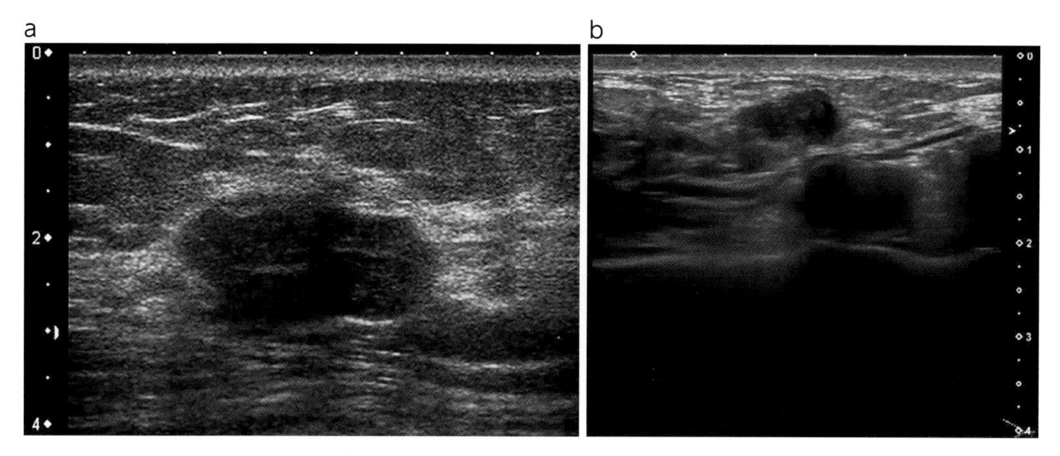


図 19　10mm より大きい腫瘤

10mm より大きい腫瘤については原則としてカテゴリー 3 以上の判定を行い，縦横比は 0.7 より小さいものであっても要精検とする．

a：線維腺腫であった．

b：浸潤性乳管癌であった．

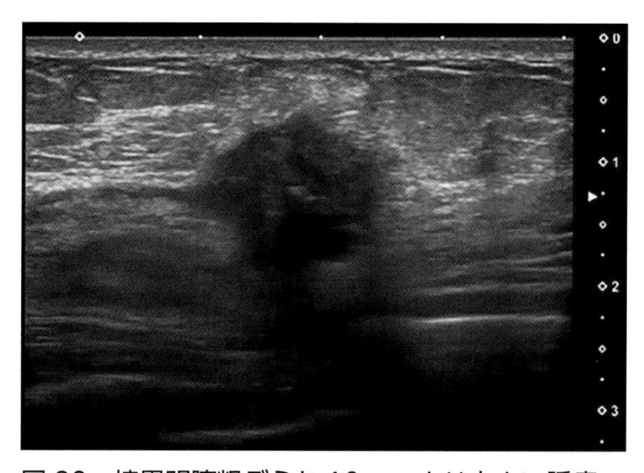

図 20　境界明瞭粗ぞうな 10mm より大きい腫瘤

10mm より大きく，縦横比の大きい腫瘤である．前方境界線の断裂はなく，後方境界線の断裂も断定できない．境界部高エコー像もない．境界は明瞭平滑粗ぞうで形状も不整である．カテゴリー 4 とした．浸潤性乳管癌であった．

# E. 非腫瘤性病変

表1に非腫瘤性病変についての要精検基準を示した．非腫瘤性病変は，主として乳管の異常，乳腺内の低エコー域，多発小嚢胞（小嚢胞集簇），構築の乱れに分けられる．このうち，検診で要精検の対象となるのは，①局所性あるいは区域性の内部エコーを有する乳管拡張，②局所性あるいは区域性に存在する乳腺内低エコー域，③構築の乱れの3つであり，多発小嚢胞は単独では要精検としない．乳腺内低エコー域，構築の乱れなどの随伴所見を認める場合のみ要精検となる[22～24]．

表1　非腫瘤性病変の要精検基準

| |
|---|
| 1．局所性あるいは区域性の内部エコーを有する乳管拡張<br>• 内部の充実性部分の立ち上がりが急峻な場合はカテゴリー3，なだらかな場合はカテゴリー4とする<br>• 局所性，区域性乳管拡張で内部に流動エコーを有するもので無症状のものはカテゴリー2とする |
| 2．局所性あるいは区域性に存在する乳腺内低エコー域<br>• 病変内に石灰化を示唆する（微細）点状高エコーを認める場合，より悪性を考慮する（局所性：カテゴリー4，区域性：カテゴリー4，5） |
| 3．構築の乱れ<br>• 存在そのものを疑う場合にはカテゴリー3，存在は確かである場合はカテゴリー4または3とする |

［日本乳腺甲状腺超音波医学会（編）．乳房超音波診断ガイドライン，第4版，南江堂，2020，p.131，表Ⅸ-1より転載］

## 1．局所性あるいは区域性の内部エコーを有する乳管拡張

乳管の拡張を見たとき，局所性あるいは区域性の拡張である場合には注意を要する．乳管内に増殖性病変が存在する場合には，拡張乳管内に充実性部分として認識できることが多い．拡張乳管を検出した場合には，その乳管の内腔や拡張乳管周囲をよく観察する必要がある．充実性病変の立ち上がりの急峻なものは乳管内乳頭腫が最も考えられ，カテゴリー3とする（図21）．立ち上がりのなだらかなものは非浸潤性乳管癌の可能性が高く，カテゴリー4として判定する（図22）．しかし，その両者の区別は必ずしもすべての症例で容易とはいえず，乳管内充実性病

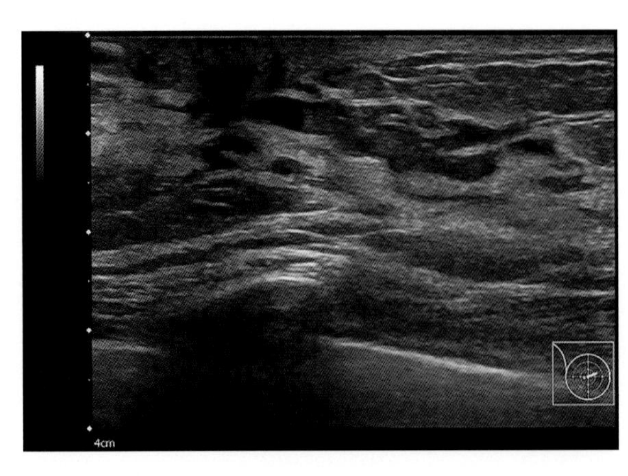


図21　乳管内に立ち上がり急峻な充実成分を認める病変

拡張乳管内に立ち上がり急峻な充実性エコーが認められる（カテゴリー3）．乳管内乳頭腫であった．

変を検出した場合には，いずれにしてもカテゴリー 3 以上と判定し，要精検とする．壁の不整な肥厚や蛇行も参考所見となる[25]．また，「F. 参考所見」の項で述べるように，石灰化を示す点状の高エコーが認められる場合には，悪性である確信度がより高まる（図 23）．頻度は少ないが，局所性，区域性乳管拡張で内部に流動エコーを見ることがある．乳管内の流動エコーは授乳期に貯留した乳汁などでも見ることがあるが，その場合には両側性多方向である．局所性，区域性乳管拡張に流動エコーを見た場合には，出血を見ている可能性がある．しかし，このような

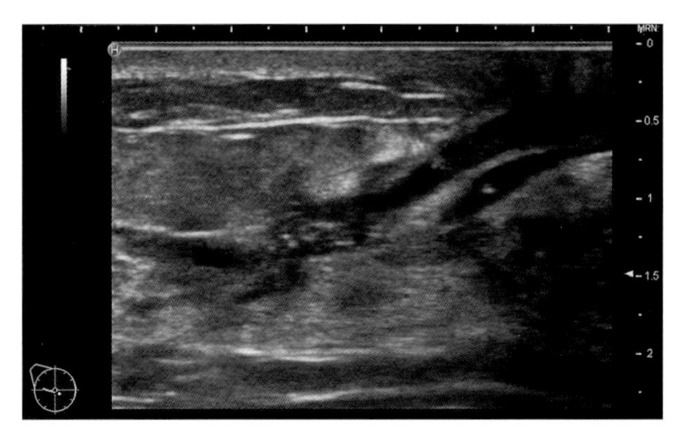

**図 22　乳管内に立ち上がりのなだらかな充実性部分を認める病変**

区域性に分布する拡張乳管で壁の不整があり，乳管内に点状高エコーを伴う不規則な充実性部分が認められる（カテゴリー 4）．非浸潤性乳管癌であった．

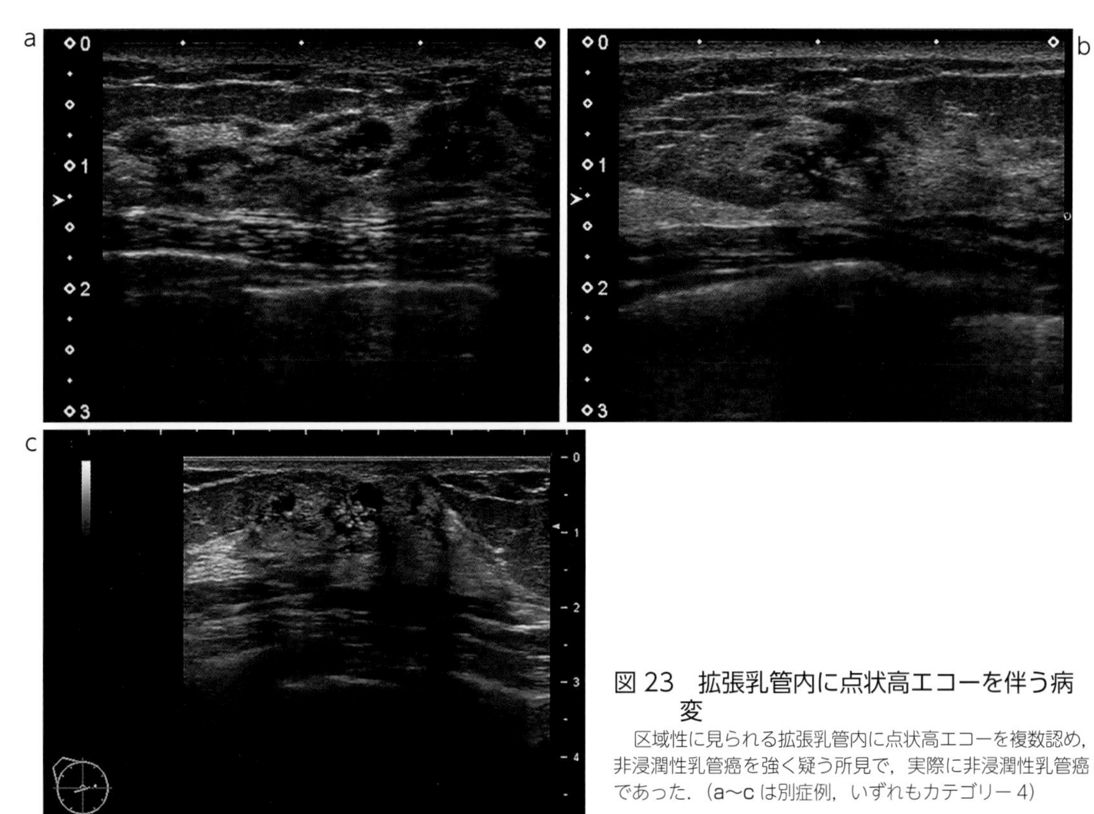


**図 23　拡張乳管内に点状高エコーを伴う病変**

区域性に見られる拡張乳管内に点状高エコーを複数認め，非浸潤性乳管癌を強く疑う所見で，実際に非浸潤性乳管癌であった．（a〜c は別症例，いずれもカテゴリー 4）

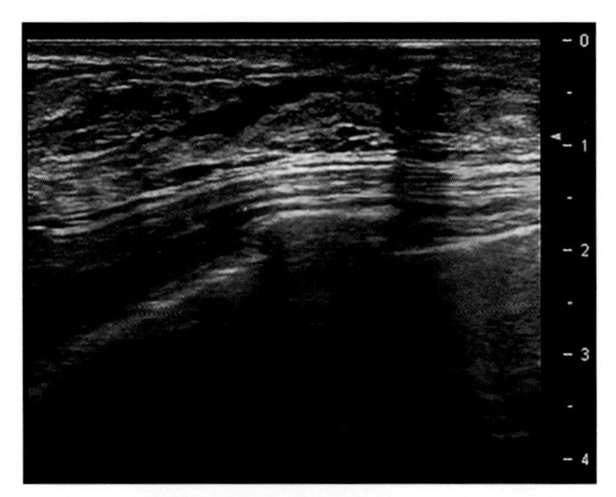

**図 24　乳頭直下の拡張乳管**

乳頭直下の乳輪の範囲を越えない乳管拡張は正常のバリエーションであり，カテゴリー 1 またはカテゴリー 2 で精検不要とする．乳頭直下であっても拡張乳管内に充実成分がある場合にはカテゴリー 3 以上になる．

症例は非常にまれであり，乳頭からの血性分泌などの自覚症状のある者は検診の対象ではなく，診療の対象であると考えるので，無自覚での拡張乳管内の流動性エコーで付随所見のないものに関してはすべてカテゴリー 2 とする．

乳輪下に多方向に乳管が目立つことは正常のバリエーションとしてよく見られる状態であり，カテゴリー 1 あるいは 2 として精検不要である（図 24）．また，1 方向であっても拡張した乳管内がまったく無エコーであり，壁の肥厚もない場合には，次回検診までに生命予後に影響すると考えられる病変はないといってよく，精検不要である．

## 2.　区域性あるいは局所性に存在する乳腺内低エコー域

乳腺内低エコー域は，斑状，地図状，境界不明瞭な低エコー域，のように表現される．これらは，非浸潤性乳管癌（DCIS）あるいは乳管内成分優位の乳癌の可能性がある．したがって，区域性あるいは局所性に存在し，同側乳腺の他領域あるいは対側乳房と比較して明らかに性状が異なる場合においては，これをカテゴリー 3 以上に判定し，要精検とする必要がある（図 25〜27）．

これらの低エコー域が存在する部位では，乳腺実質の局所的肥厚が見られることが多く，注意を要する（図 28）．石灰化を示唆する点状高エコーが存在する場合にはより悪性の可能性が高くなり，カテゴリー 4 以上に判定できる（図 29）[22]．

## 3.　構築の乱れ

乳腺内の一点または限局した範囲に集中するひきつれ・ゆがみのことを指す．構築の乱れは良・悪性の両方の疾患で生じうることがわかっている．また，構築の乱れそのものは，たとえば硬化性腺症のような良性疾患であっても，そこに DCIS が合併する症例があることも知られている[26〜30]．よって構築の乱れが明らかな場合には，カテゴリー 4 として要精検とする（図 30）．存在自体が断定できない，しかし疑わしい場合には，カテゴリー 3 として判定する．実際には，マンモグラフィで認められた構築の乱れに対して超音波検査を行って検出されることが多い．超音波検査のみで構築の乱れを正しく拾い上げることは難しく，偽陽性にならないように注意する必要がある．なお，生検や手術の既往があり，その部位が構築の乱れに一致していること

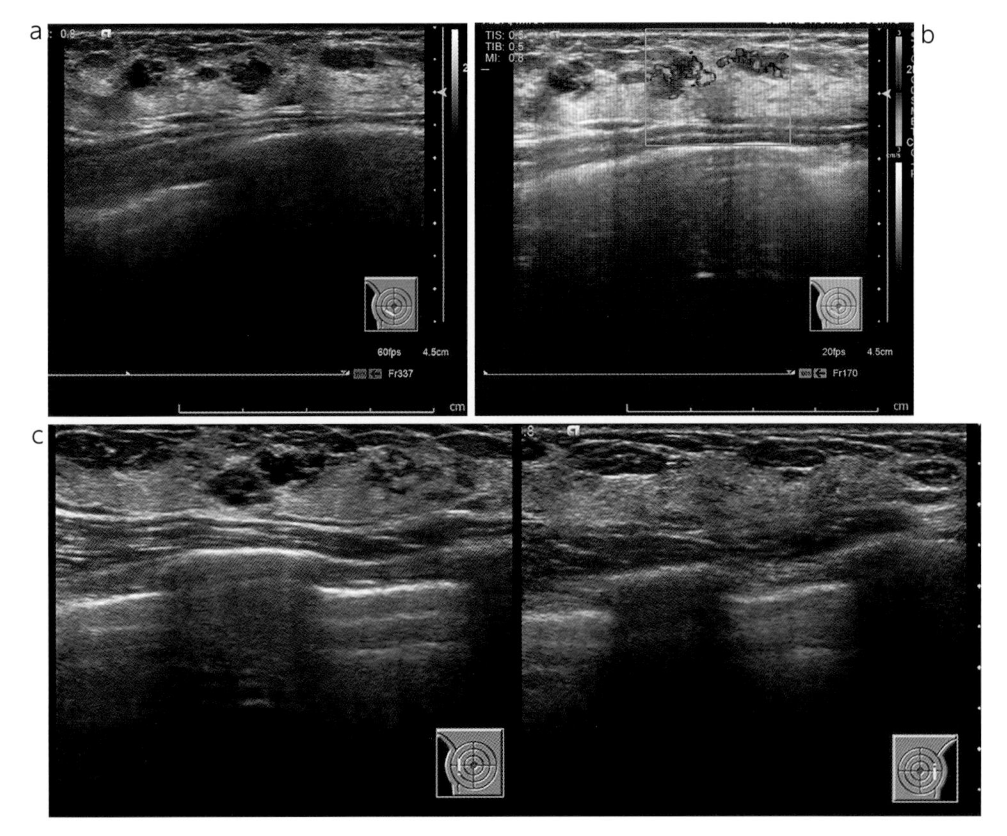


**図 25　区域性の斑状低エコー域**

a：区域性に斑状の低エコー域を認める.
b：カラードプラにて血流シグナルの増加が認められ，病変としての確信度が高くなる（カテゴリー 4）.
c：対側の同部位と比較して，明らかに性状が異なっている．非浸潤性乳管癌と診断された.

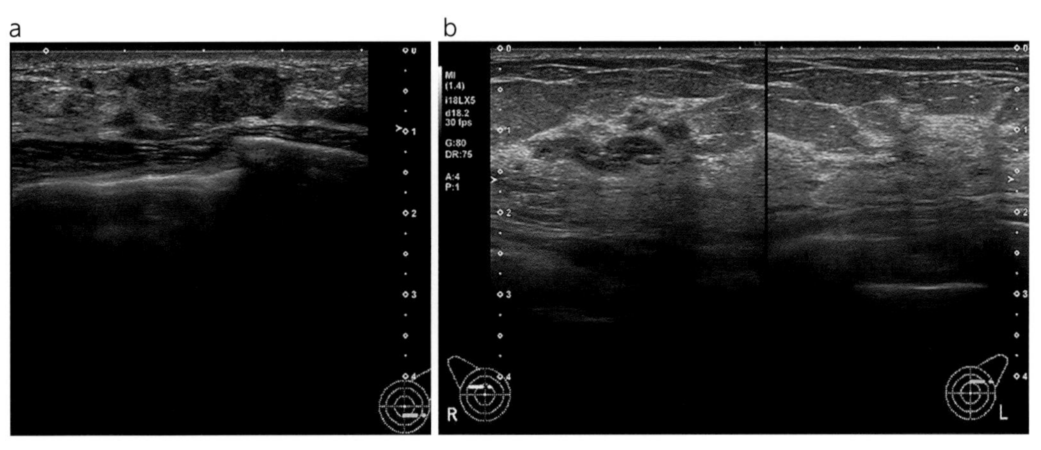


**図 26　地図状の低エコー域**

a：斑状の低エコー域が癒合したように見えるパターンが地図状低エコー域である（カテゴリー 4）．針生検では非浸潤性乳管癌であったが，最終病理では 0.6mm の微小浸潤癌と診断された.
b：斑状の低エコー域が癒合したように見えるパターンが地図状低エコー域である（カテゴリー 3）．数年間変化なく，乳腺症の変化でよいと診断された．（左右の比較）

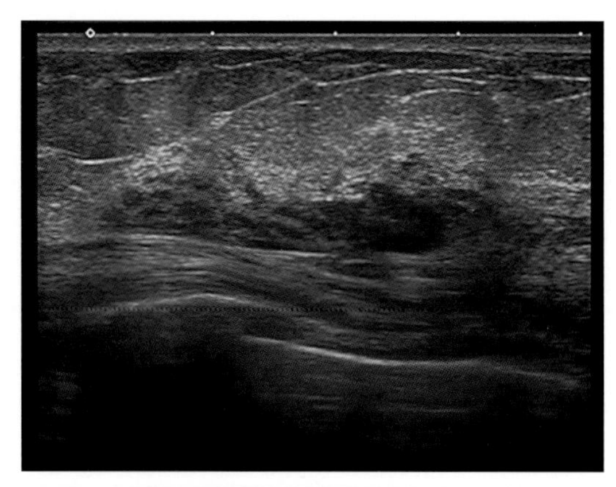

**図 27　境界不明瞭な低エコー域**

境界不明瞭な低エコー域が区域性に広く分布している（カテゴリー 4）．非浸潤性乳管癌の症例である．

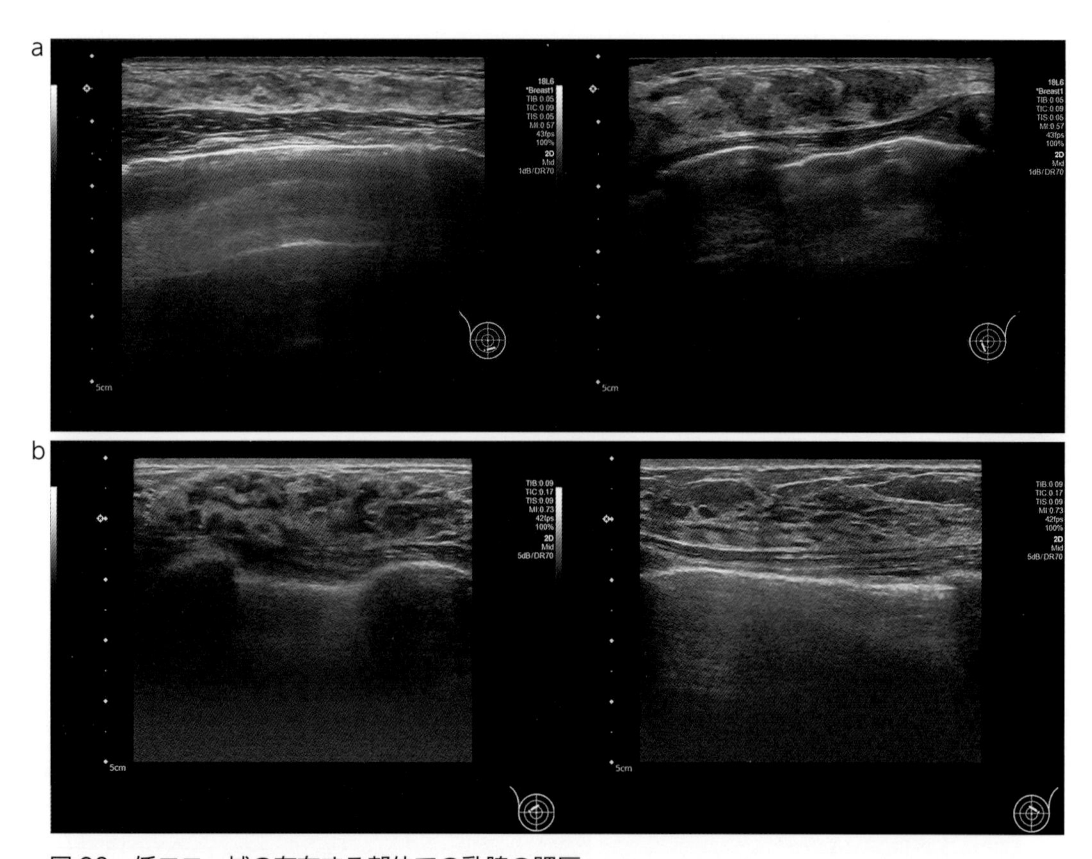


**図 28　低エコー域の存在する部位での乳腺の肥厚**

地図状の低エコー域が区域性に見られる（カテゴリー 4）．対側の同部位の画像を比較のため提示している．左右で明らかに性状が異なり乳腺実質の肥厚も認められる．これらの所見から病変の存在を確信できるが，a，b ともに浸潤しているかとうかの判断は難しい．

a：左非浸潤性乳管癌（最終病理組織結果）（右乳房は健常）

b：右浸潤癌（最終病理組織結果）（左乳房は健常）

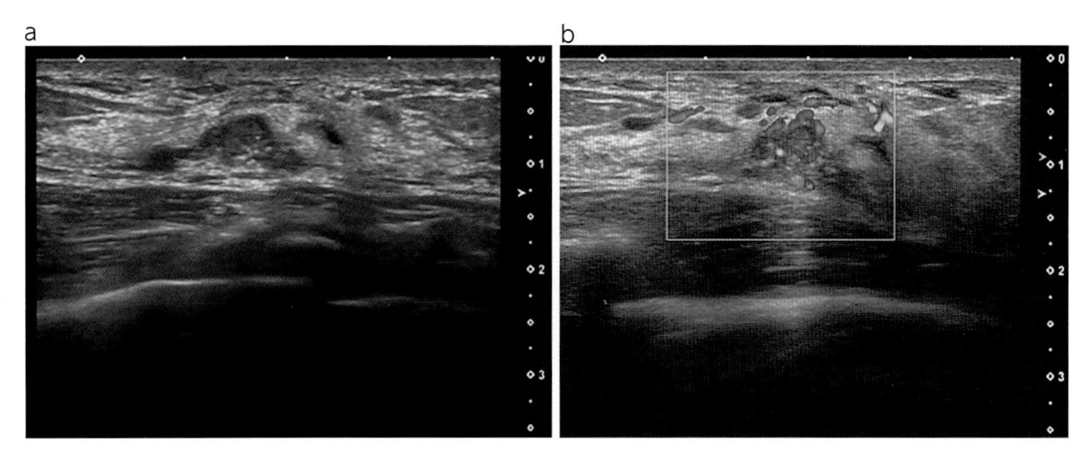

図 29　境界不明瞭な低エコー域に点状高エコーが複数見られる病変

a：境界不明瞭な低エコーが区域性に進展し，内部には石灰化を示唆する点状高エコーが複数見られる.

b：カラードプラでは血流シグナルの増加が著しく悪性を考える所見である．カテゴリー 4，5．最終病理では非浸潤性乳管癌であった.

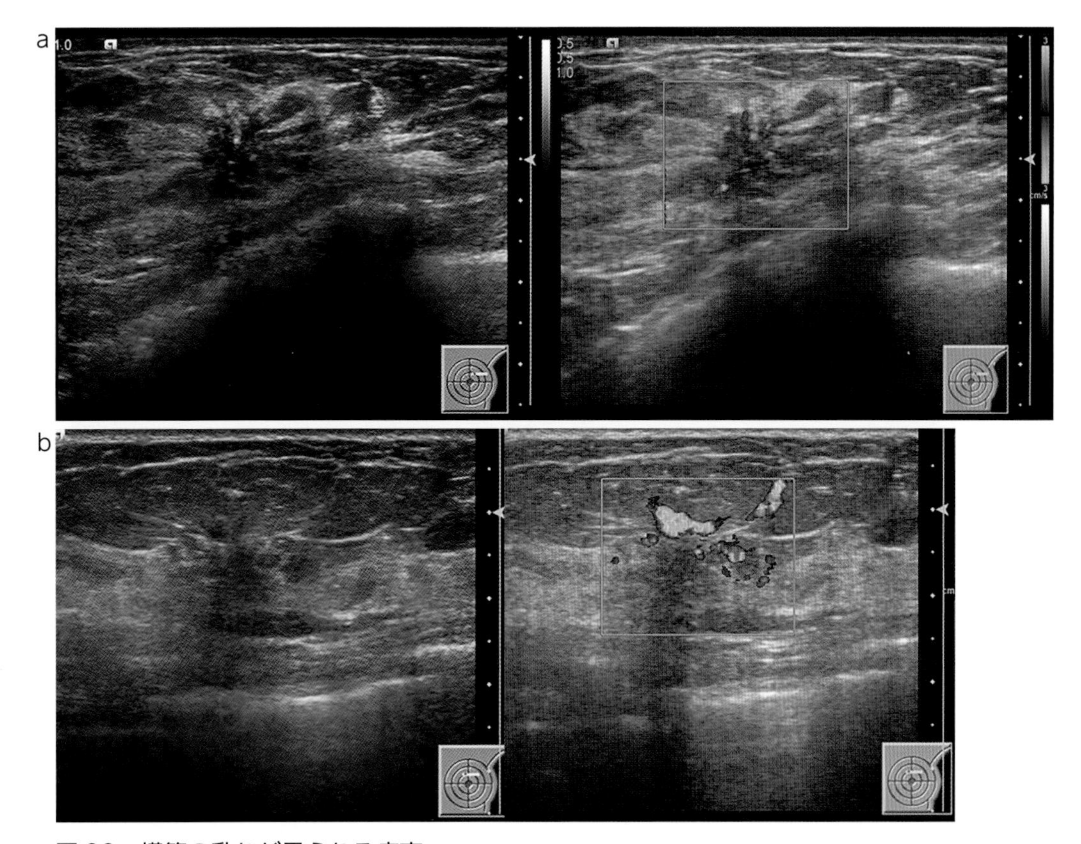

図 30　構築の乱れが見られる病変

a：引きつれを伴う不明瞭な低エコー域が認められる（カテゴリー 4）．カラードプラでは，わずかに，内部に流入する血流が認められた．本症例は硬化性腺症であった.

b：左 C 区域に構築の乱れを伴う境界不明瞭な低エコー域を認める．前方境界線の断裂ははっきりしない（カテゴリー 4）．カラードプラでは，内部に流入する血流信号の増加が疑われ，より悪性を考える根拠となる．本症例は硬化腺症内に非浸潤性乳管癌を伴っていた.

がはっきりしている場合にはカテゴリー2とする．

# F. 参考所見

## ■良・悪性を決定するのに参考となる所見

①石灰化を示唆する点状高エコーの存在，②動的検査による腫瘤の易変形性あるいはエラストグラフィによる病変の硬さ，③カラードプラでのバスキュラリティの多寡は，病変の悪性の可能性を考慮するうえで強く参考となる所見である．

①腫瘤あるいは非腫瘤性病変のいずれであっても，点状高エコーの存在は，悪性を示唆する所見として，より悪性を考える根拠となりうる．本章「D. 腫瘤」では，明らかな浸潤所見のないものでは石灰化が強力な判定所見になりうることを説明したが，たとえ浸潤所見を有するものであっても，これらの石灰化の合併はより悪性の可能性を確信する根拠となりうる．

②さらに，病変を描出しながら圧迫すること（動的検査）やエラストグラフィによって，その病変の硬さを評価することが可能である．変形が生じにくい硬いものについては，悪性の可能性を示唆する参考所見となりうる（図31）[31]．

③囊胞性か充実性か迷う場合に，カラードプラが有用なことがある．一見囊胞や濃縮囊胞に

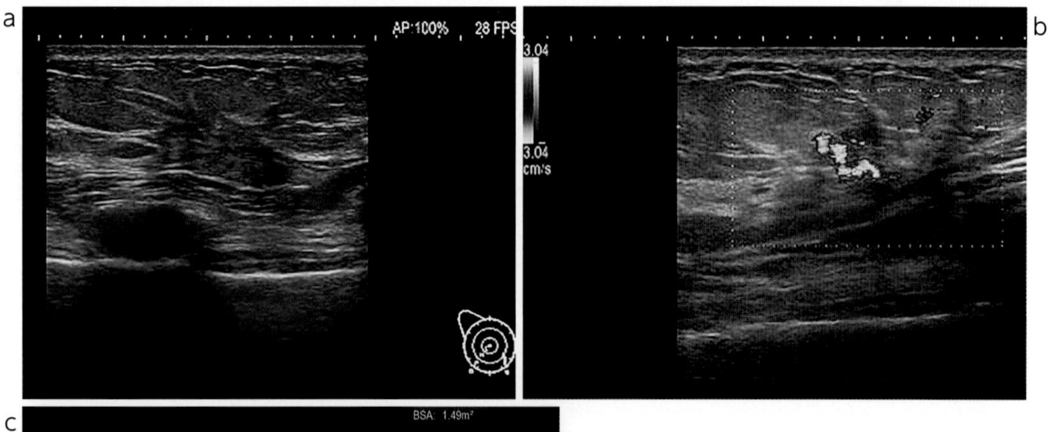


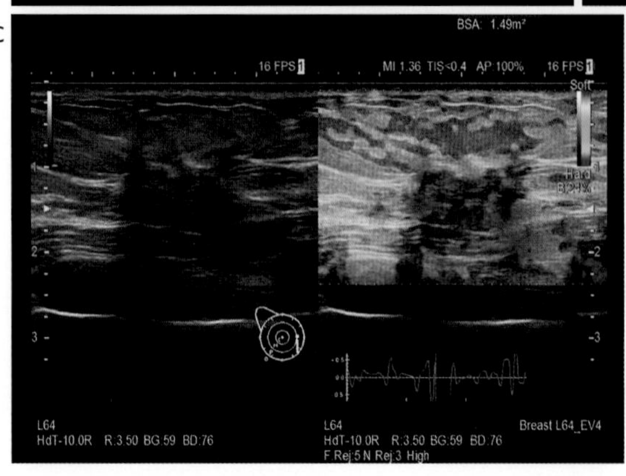


図31　参考所見
a：構築の乱れを認める低エコー域．
b：低エコー域に流入する血流信号が豊富に検出されている．より悪性を考える根拠となる所見である．
c：エラストグラフィでは歪みの低下を認める．より悪性を考える根拠となる所見である．浸潤性乳管癌（硬性型）であった．

見えてもカラードプラで内部に血流が証明されれば嚢胞は否定される．ただし，血流が検出されなくても嚢胞とは断定できないのでこの点には注意する．良・悪性の鑑別にもまた有用なことがあり，バスキュラリティに富む病変は悪性の可能性を考える重要な所見になりうる（図 25b，図 29b，図 30a，図 30b，図 31b）．

## G. その他いろいろな所見

『乳房超音波診断ガイドライン（第 4 版）』には記されていないものもあるが，知っておくと検診時に役に立つ特徴的な画像を提示する．

- 乳房内リンパ節（図 32）
- 脂肪腫（図 33）

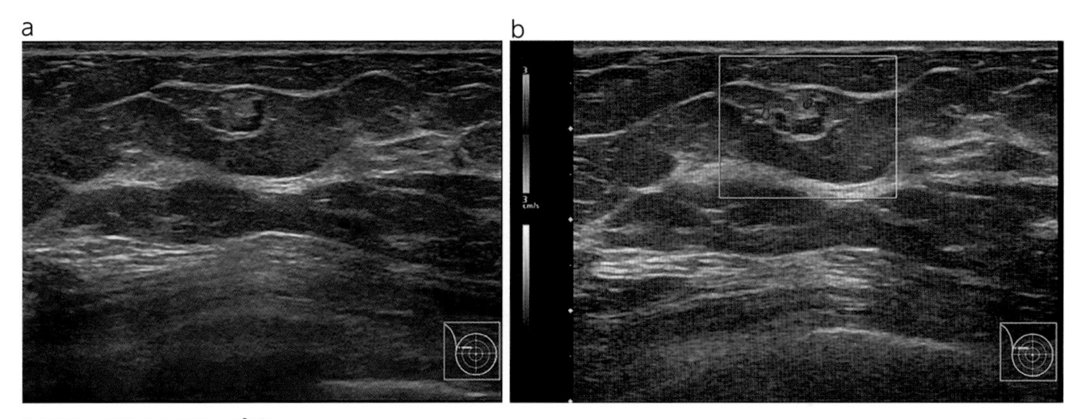


**図 32　乳房内リンパ節**

楕円形で境界明瞭な腫瘤が認められている．扁平で，内部にはリンパ節門の脂肪を反映した高エコー部分が認められる．カラードプラでは，リンパ節門のみに血流信号を認める．正常のサイズと判断すればカテゴリー 1，腫大していると考えればカテゴリー 2．

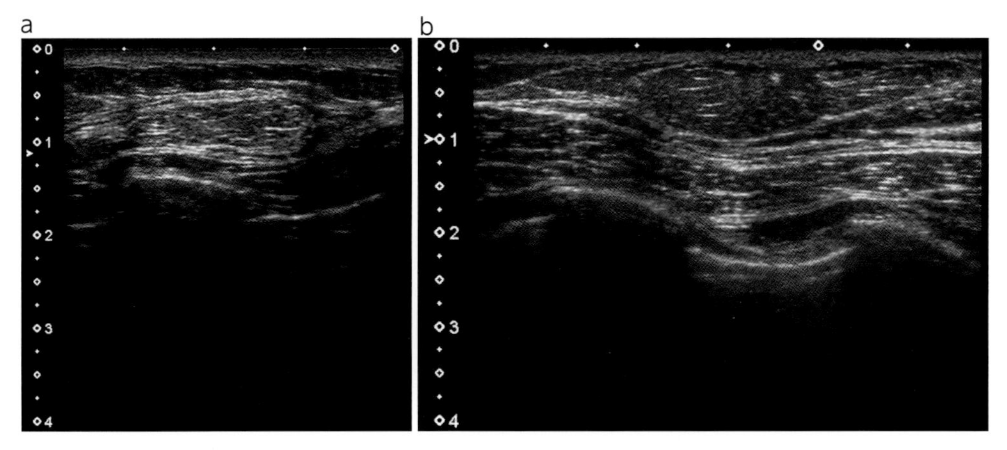


**図 33　脂肪腫**

よく被包化された楕円形の腫瘤で内部の構造が皮下脂肪織と同じであることに注目する．皮下脂肪織内にあって乳癌でないことが確実であればカテゴリー 2 とする．脂肪腫は脂肪と等エコーではなく，やや高エコーとなることがある．カテゴリー 2．

- 過誤腫（図 34）
- 脂肪壊死，脂肪織炎，血管脂肪腫（脂肪腫）（図 35）
- 授乳期乳腺（図 36）
- 粉瘤（図 37）

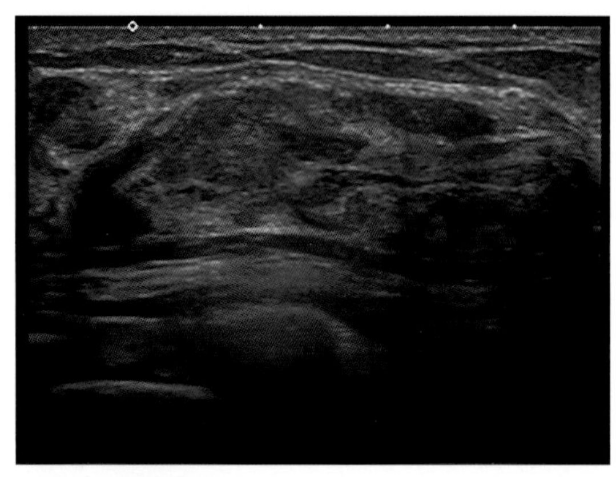

図 34　過誤腫
脂肪と等エコーの部分と乳腺と等エコーの部分が混在する境界明瞭な腫瘤．組織の比率はいろいろであり，通常軟らかく，縦横比は小さい．カテゴリー 2．

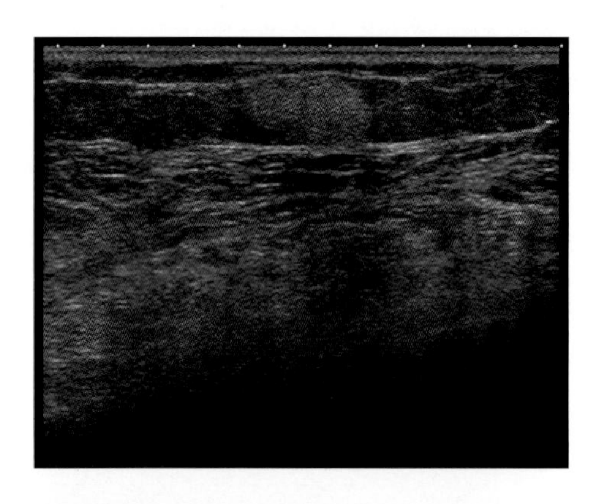

図 35　脂肪壊死，脂肪織炎，血管脂肪腫（脂肪腫）
脂肪織のなかに脂肪織よりもエコーレベルが高い腫瘤を認める．多発することもある．カテゴリー 2．本症例はコアニードル生検で血管脂肪腫であった．

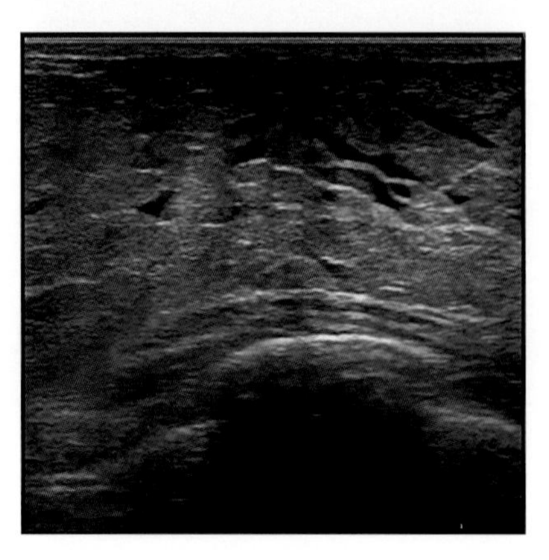

図 36　授乳期乳腺
授乳期の変化は正常のバリエーションなのでカテゴリー 1．

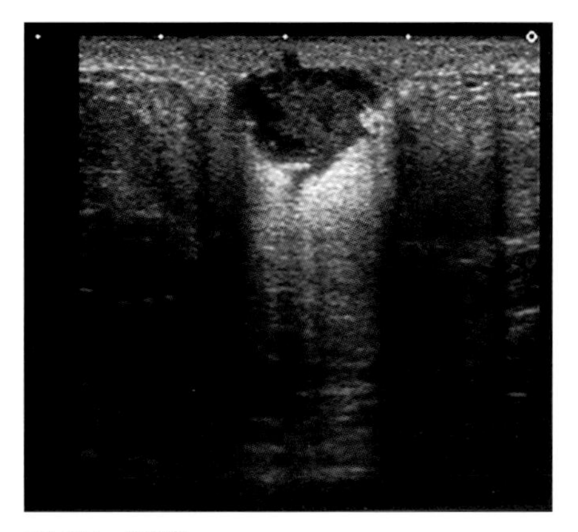

**図 37　粉瘤**
皮下脂肪織内に存在し，皮膚との接着面が広く，また皮膚に開口部を有する．内部エコーを有し，後方エコーは増強することが多い．カテゴリー 2.

## H. 所見用紙・精密検査依頼書・精密検査結果報告書などの参考資料

図 38 に所見用紙の一例を提示する [1]．

左右の乳房に対して，最も悪性を考える所見を 1 つ詳細に記載し，その他の所見はコメント欄に記載することとした．前回検査がある場合には，その所見と比較し判定とカテゴリー判定を記載する．

図 39 に総合判定報告書の一例を提示する [32]．

マンモグラフィの撮影がある場合には，総合判定として，双方の総合的な判定を記載することとした．総合判定の概略は表 2 が参考になるが，詳細に関しては『マンモグラフィと超音波検査の総合判定マニュアル』[32] を参照していただきたい．

「乳がん検診精密検査依頼書 兼 精密検査結果報告書」を使用する際は QR コード（https://www.jbcs.gr.jp/uploads/files/journals/3bd62a8aeafca6515ae58bc3a56c4127.pdf）からダウンロードすることができる．

図 40，表 3 の詳細は『検診カテゴリーと診断カテゴリーに基づく乳がん検診精検報告書作成マニュアル』[2] を参照していただきたい．

### 文献


1) 日本乳腺甲状腺超音波医学会（編）．乳房超音波診断ガイドライン，第 4 版，南江堂，東京，2020
2) 日本乳癌学会（編）．検診カテゴリーと診断カテゴリーに基づく乳がん検診精検報告書作成マニュアル，金原出版，東京，2019
3) Berg WA, et al. Cystic breast masses and the ACRIN 6666 experience. Radiol Clin North Am 2010; **48**: 931
4) Berg WA, et al. Cystic lesions of the breast: sonographic-pathologic correlation. Radiology 2003; **227**: 183
5) 坂佳奈子．乳がん検診研究部会活動報告．日本乳腺甲状腺超音波医学 2019; **8**: 12-14
6) Ban K, et al. Verification of recall criteria for masses detected on ultrasound breast cancer screening. J Med Ultrason 2018; **45**: 65-73
7) 柏倉由美ほか．嚢胞内病変の検討—嚢胞径 10mm 以下の病変に精査は必要か？　日本乳腺甲状腺超音波医学 2017; **6**: 1-8

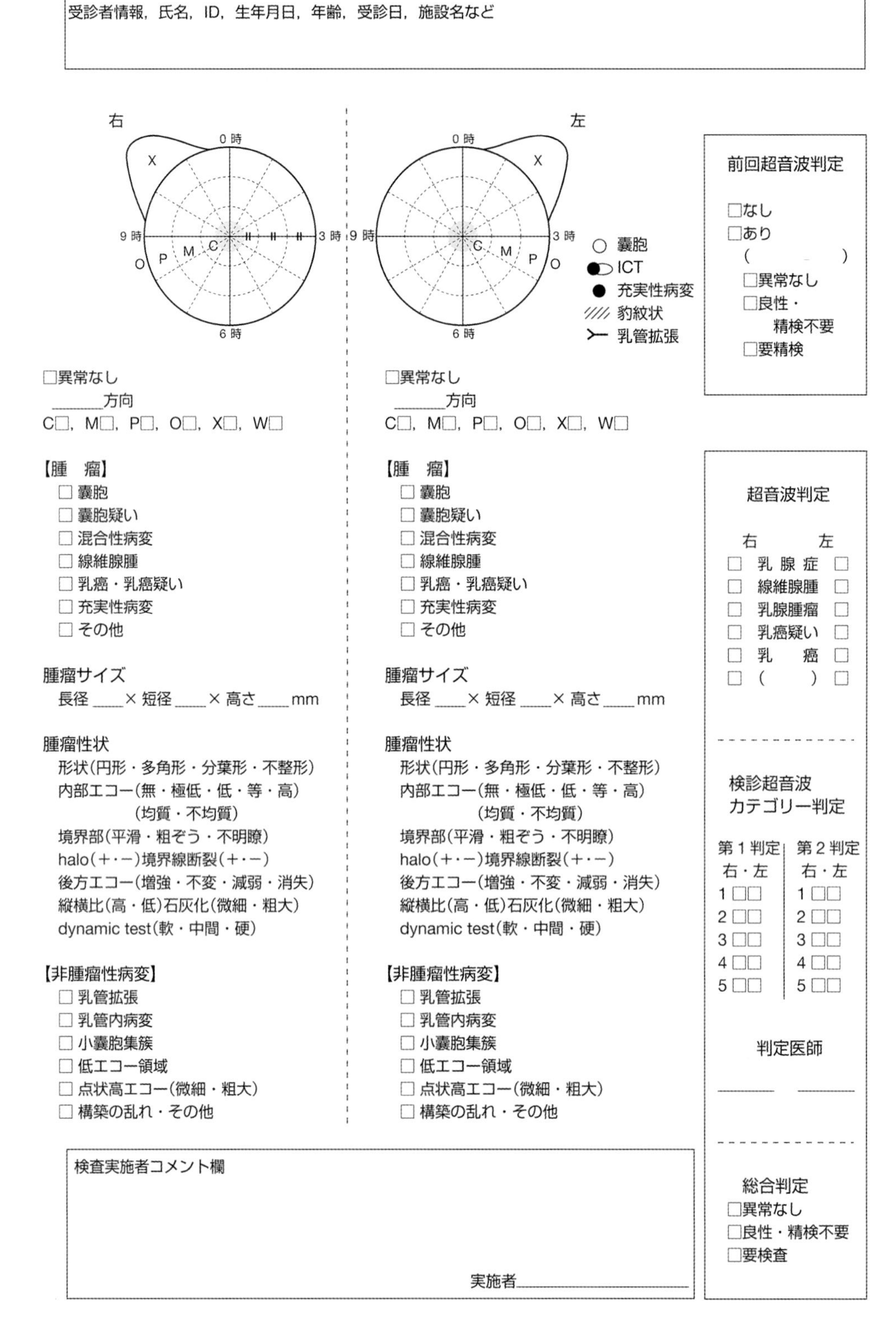

受診者情報，氏名，ID，生年月日，年齢，受診日，施設名など



前回超音波判定
□なし
□あり
（　　　　　）
□異常なし
□良性・精検不要
□要精検

| 右 | 左 |
|---|---|
| □異常なし | □異常なし |
| ＿＿方向 | ＿＿方向 |
| C□，M□，P□，O□，X□，W□ | C□，M□，P□，O□，X□，W□ |
| 【腫　瘤】 | 【腫　瘤】 |
| □ 嚢胞 | □ 嚢胞 |
| □ 嚢胞疑い | □ 嚢胞疑い |
| □ 混合性病変 | □ 混合性病変 |
| □ 線維腺腫 | □ 線維腺腫 |
| □ 乳癌・乳癌疑い | □ 乳癌・乳癌疑い |
| □ 充実性病変 | □ 充実性病変 |
| □ その他 | □ その他 |
| 腫瘤サイズ | 腫瘤サイズ |
| 長径＿＿×短径＿＿×高さ＿＿mm | 長径＿＿×短径＿＿×高さ＿＿mm |
| 腫瘤性状 | 腫瘤性状 |
| 形状（円形・多角形・分葉形・不整形） | 形状（円形・多角形・分葉形・不整形） |
| 内部エコー（無・極低・低・等・高）（均質・不均質） | 内部エコー（無・極低・低・等・高）（均質・不均質） |
| 境界部（平滑・粗ぞう・不明瞭） | 境界部（平滑・粗ぞう・不明瞭） |
| halo（＋・－）境界線断裂（＋・－） | halo（＋・－）境界線断裂（＋・－） |
| 後方エコー（増強・不変・減弱・消失） | 後方エコー（増強・不変・減弱・消失） |
| 縦横比（高・低）石灰化（微細・粗大） | 縦横比（高・低）石灰化（微細・粗大） |
| dynamic test（軟・中間・硬） | dynamic test（軟・中間・硬） |
| 【非腫瘤性病変】 | 【非腫瘤性病変】 |
| □ 乳管拡張 | □ 乳管拡張 |
| □ 乳管内病変 | □ 乳管内病変 |
| □ 小嚢胞集簇 | □ 小嚢胞集簇 |
| □ 低エコー領域 | □ 低エコー領域 |
| □ 点状高エコー（微細・粗大） | □ 点状高エコー（微細・粗大） |
| □ 構築の乱れ・その他 | □ 構築の乱れ・その他 |

超音波判定

| 右 | | 左 |
|---|---|---|
| □ | 乳腺症 | □ |
| □ | 線維腺腫 | □ |
| □ | 乳腺腫瘤 | □ |
| □ | 乳癌疑い | □ |
| □ | 乳　癌 | □ |
| □ | （　　） | □ |

検診超音波カテゴリー判定

| 第1判定 右・左 | 第2判定 右・左 |
|---|---|
| 1 □□ | 1 □□ |
| 2 □□ | 2 □□ |
| 3 □□ | 3 □□ |
| 4 □□ | 4 □□ |
| 5 □□ | 5 □□ |

判定医師
＿＿＿＿　＿＿＿＿

検査実施者コメント欄

実施者＿＿＿＿＿＿＿＿

総合判定
□異常なし
□良性・精検不要
□要検査

## 図38　所見用紙

［日本乳腺甲状腺超音波医学会（編）．乳房超音波診断ガイドライン，第4版，南江堂，2020，p.137，図Ⅸ-32より転載］

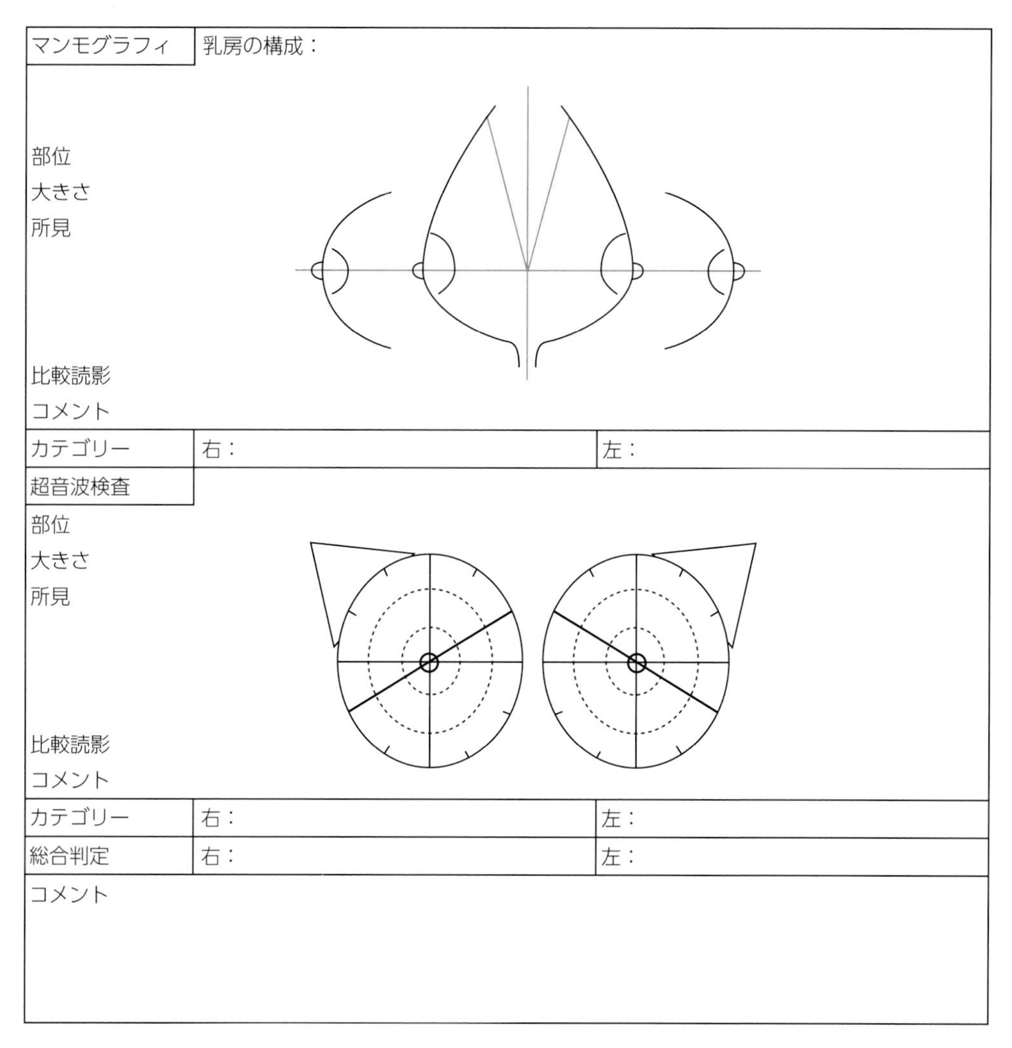

| マンモグラフィ | 乳房の構成： | |
|---|---|---|
| 部位<br>大きさ<br>所見<br><br>比較読影<br>コメント | | |
| カテゴリー | 右： | 左： |
| 超音波検査 | | |
| 部位<br>大きさ<br>所見<br><br>比較読影<br>コメント | | |
| カテゴリー | 右： | 左： |
| 総合判定 | 右： | 左： |
| コメント | | |

## 図 39　総合判定報告書の一例

［日本乳腺甲状腺超音波医学会（編）．乳房超音波診断ガイドライン，第 4 版，南江堂，2020，p.137，図 IX-32，所見用紙より転載］

## 表 2　総合判定基準の概要

| マンモグラフィ所見 | | 超音波の位置づけ | |
|---|---|---|---|
| カテゴリー 1，2 | 乳腺実質部分 | 超音波優先 | 感度上昇 |
| | 脂肪濃度部分 | 超音波で拾い過ぎない | |
| 腫瘤 | 境界明瞭平滑（評価困難） | 超音波優先 | 特異度上昇 |
| | 浸潤を示唆 | マンモグラフィ優先 | |
| 局所的非対称性陰影（FAD）<br>非対称性乳房組織（ABT）* | | 超音波優先だが，部位が特定できなければマンモグラフィ優先 | 特異度上昇 |
| 石灰化 | | マンモグラフィ優先 | |
| 構築の乱れ | | マンモグラフィ優先 | |

*：ABT は正常のバリエーションの可能性が高く，比較的広い範囲を示す所見であるため超音波で異常がなければ精査不要（US 優先）とできる．

［日本乳癌検診学会総合判定委員会（編）．マンモグラフィと超音波検査の総合判定マニュアル，篠原出版新社，2015，p.56，表 1 より作成］

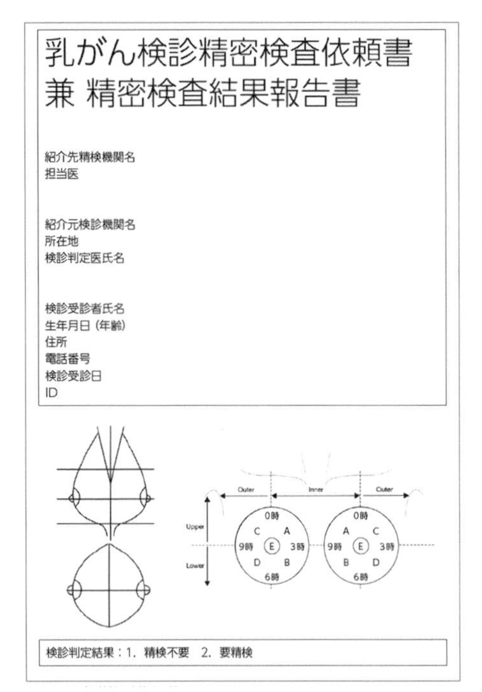

乳がん検診精密検査依頼書
兼 精密検査結果報告書

紹介先精検機関名
担当医

紹介元検診機関名
所在地
検診判定医氏名

検診受診者氏名
生年月日（年齢）
住所
電話番号
検診受診日
ID



検診判定結果：1．精検不要　2．要精検

| 乳がん検診結果 | 検診MG(Tomo)カテゴリー（検MG：SMC） | | 検診US・視触診・その他カテゴリー（検US：SUC） | | 検診カテゴリー（検診：SC） | |
|---|---|---|---|---|---|---|
| | 右 | 左 | 右 | 左 | 右 | 左 |
| カテゴリー | 検MG 1 | 検MG 1 | 検US 1 | 検US 1 | 検診 1 | 検診 1 |
| | 検MG 2 | 検MG 2 | 検US 2 | 検US 2 | 検診 2 | 検診 2 |
| | 検MG 3 | 検MG 3 | 検US 3 | 検US 3 | 検診 3 | 検診 3 |
| | 検MG 4 | 検MG 4 | 検US 4 | 検US 4 | 検診 4 | 検診 4 |
| | 検MG 5 | 検MG 5 | 検US 5 | 検US 5 | 検診 5 | 検診 5 |
| 所見 | 腫瘤 | 腫瘤 | US腫瘤 | US腫瘤 | 検診 9 | 検診 9 |
| | 石灰化 | 石灰化 | （　） | （　） | 乳がん検診で実施した画像検査（基本はMG）と視触診実施の場合はそれらの結果を総合して，検診カテゴリーを決定する。検診カテゴリー3以上を要精検とする。視触診実施の判定基準は別紙を参照する。臨床症状がある場合は検診9として要精検とする（本来は検診の対象者でないため）。 | |
| | FAD | FAD | US非腫瘤 | US非腫瘤 | | |
| | 構築の乱れ | 構築の乱れ | （　） | （　） | | |
| | その他 | その他 | その他 | その他 | | |
| | （　） | （　） | （　） | （　） | | |
| 位置 | U　A | U　A | A | A | コメント | |
| | M　B | M　B | B | B | | |
| | L　C | L　C | C | C | | |
| | S　D | S　D | D | D | | |
| | E | E | E | E | | |
| サイズ（mm） | | | | | | |
| 乳房構成 | 定性的判定<br>脂肪性<br>乳腺散在<br>不均一高濃度<br>極めて高濃度<br>定量的判定 | | | | | |
| 比較読影 | 有（新規・増大・不変・縮小・消失） | | | | | |

検診時，自覚症状がある場合（検診カテゴリー9）は○を付ける
：腫瘤　血性・非血性乳頭分泌　その他（　　　　）

| 乳がん精検結果 | 診断MGカテゴリー（診MG：DMC）1．2方向再撮 2．スポット等追加 3．検診MG再読 4．Tomo使用 | | 診断USカテゴリー（診US：DUC） | | その他の診断モダリティ（　） | | 診断カテゴリー（診断：DC） | |
|---|---|---|---|---|---|---|---|---|
| | 右 | 左 | 右 | 左 | 右 | 左 | 右 | 左 |
| カテゴリー | 診MG 1 | 診MG 1 | 診US 1 | 診US 1 | 診他 1 | 診他 1 | 診断 1 | 診断 1 |
| | 診MG 2 | 診MG 2 | 診US 2 | 診US 2 | 診他 2 | 診他 2 | 診断 2 | 診断 2 |
| | 診MG 3 3-1 3-2 | 診MG 3 3-1 3-2 | 診US 3 | 診US 3 | 診他 3 | 診他 3 | 診断 3 | 診断 3 |
| | 診MG 4 | 診MG 4 | 診US 4 | 診US 4 | 診他 4 | 診他 4 | 診断 4 | 診断 4 |
| | 診MG 5 | 診MG 5 | 診US 5 | 診US 5 | 診他 5 | 診他 5 | 診断 5 | 診断 5 |
| 所見 | 腫瘤 | 腫瘤 | US腫瘤 | US腫瘤 | | | N | N |
| | 石灰化 | 石灰化 | （　） | （　） | | | D | D |
| | FAD | FAD | US非腫瘤 | US非腫瘤 | | | 診断カテゴリー1，2（異常なしまたは良性），診断カテゴリー3（経過観察），診断カテゴリー4，5（組織・細胞診断を必ず実施する）と定義する。本来ならば診断カテゴリー4，5の判定であるが，何らかの理由により生検が回避された場合はNに○を付ける。本来ならば診断カテゴリー1，2または3の判定であるが，何らかの理由により生検が実施された場合はDに○を付ける。<br>N=No biopsy<br>D=Do biopsy | |
| | 構築の乱れ | 構築の乱れ | （　） | （　） | | | | |
| | その他 | その他 | その他 | その他 | | | | |
| | （　） | （　） | （　） | （　） | | | | |
| 位置 | U　A | U　A | A | A | | | | |
| | M　B | M　B | B | B | | | | |
| | L　C | L　C | C | C | | | | |
| | S　D | S　D | D | D | | | | |
| | E | E | E | E | | | 臨床所見<br>腫瘤触知<br>血性乳頭分泌<br>非血性乳頭分泌<br>その他 | |
| サイズ（mm） | | | | | | | | |
| 乳房構成 | 定性的判定<br>脂肪性<br>乳腺散在<br>不均一高濃度<br>極めて高濃度<br>定量的判定 | | | | | | コメント | |
| 比較読影 | 有　無 | | | | | | | |

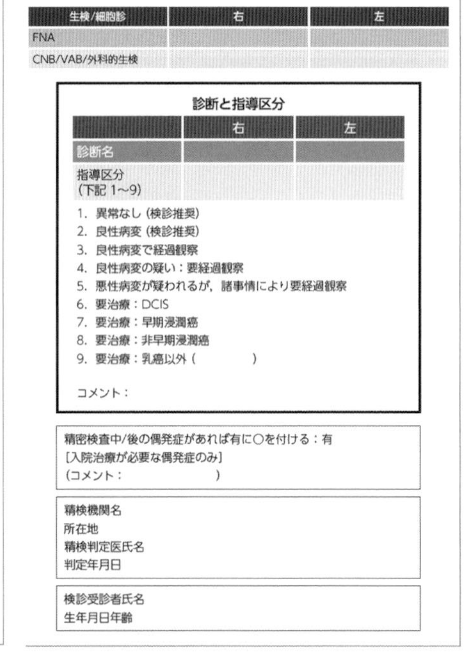

| 生検/細胞診 | 右 | 左 |
|---|---|---|
| FNA | | |
| CNB/VAB/外科的生検 | | |

診断と指導区分

| | 右 | 左 |
|---|---|---|
| 診断名 | | |
| 指導区分（下記1～9） | | |

1. 異常なし（検診推奨）
2. 良性病変（検診推奨）
3. 良性病変で経過観察
4. 良性病変の疑い：要経過観察
5. 悪性病変が疑われるが，諸事情により要経過観察
6. 要治療：DCIS
7. 要治療：早期浸潤癌
8. 要治療：非早期浸潤癌
9. 要治療：乳癌以外（　　　　）

コメント：

精密検査中/後の偶発症があれば有に○を付ける：有
[入院治療が必要な偶発症のみ]
（コメント：　　　　）

精検機関名
所在地
精検判定医氏名
判定年月日

検診受診者氏名
生年月日年齢

図 40　乳がん検診精密検査依頼書 兼 検診精密検査結果報告書

［日本乳癌学会（編）．検診カテゴリーと診断カテゴリーに基づく乳がん検診精検報告書作成マニュアル，金原出版，p.30-33，2019 より許諾を得て転載］
https://www.jbcs.gr.jp/uploads/files/journals/3bd62a8aeafca6515ae58bc3a56c4127.pdf

表3　診断カテゴリーとその推奨マネージメントの対応表

| 診断カテゴリー | 推奨マネジメント |
|---|---|
| 診断カテゴリー 1，2 | • 異常なしまたは良性で，精検機関は終診．対策型乳がん検診の該当者には定期乳がん検診受診の勧奨 |
| 診断カテゴリー 3 | • 短期間（6ヵ月後）の経過観察（マンモグラフィなどの画像監視の継続） |
| 診断カテゴリー 4，5 | • 悪性またはほぼ悪性の可能性があるので，組織（細胞）診断を必ず実施する． |
| 診断カテゴリー 1D，2D，3D | • 本来ならば診断カテゴリー 1，2 または 3 の判定であり，生検は不要であるが，何らかの理由により生検が実施されたことを意味する．<br>• 生検を実施した理由を必ず記載する． |
| 診断カテゴリー 4N，5N | • 本来ならば，診断カテゴリー 4，5 の判定であり，生検が実施されるが，何らかの理由により生検が回避されたことを意味する．<br>• 生検を実施しなかった理由を必ず記載する． |

[日本乳癌学会（編）．検診カテゴリーと診断カテゴリーに基づく乳がん検診精検報告書作成マニュアル，金原出版，p.13，2019 より許諾を得て転載]


8) Hong AS, et al. BI-RADS for sonography: positive and negative predictive values of sonographic features. AJR Am J Roentgenol 2005; **184**: 1260-1265
9) Foxcroft L, et al. Newly arising fibroadenomas in women aged 35 and over. Aust N Z J Surg 1998; **68**: 419-422
10) Daly CP, et al. Complicated breast cysts on sonography: is aspiration necessary to exclude malignancy? Acad Radiol 2008; **15**: 610
11) Houssami N, et al. Review of complex breast cysts: implications for cancer detection and clinical practice. ANZ J Surg 2005; **75**: 1080-1085
12) Melania C, et al. Characterization of solid breast masses: use of the sonographic breast imaging reporting and data system lexicon. J Ultrasound Med 2006; **25**: 649-659
13) 鈴木咲子ほか．乳がん超音波検診における要精査基準の検証．日乳癌検診会誌 2016; **25**: 61-68
14) Takei J, et al. Sustained interruption of anterior interfaces between adipose tissues and mammary glands in ultrasonography after complete pathological remission after neoadjuvant chemotherapy for primary breast cancer. Clin Breast Cancer 2016; **16**: 196-201
15) 東野英利子ほか．乳房超音波検査における点状高エコーは石灰化か，疑わしい所見か？　乳腺甲状腺超音波医学 2017; **6**: 2-6
16) Moon WK, et al. US of mammographically detected clustered microcalcifications. Radiology 2000; **217**: 849-854
17) Youk JH, et al. Comparison of Inter-Observer Variability and Diagnostic Performance of the Fifth Edition of BI-RADS for Breast Ultrasound of Static versus Video Images. Ultrasound Med Biol 2016; **42**: 2083-2088
18) Paulinelli RR, et al. Sonobreast predicting individualized probabilities of malignancy in solid breast masses with echographic expression. Breast J 2011; **17**: 152-159
19) Hong AS, et al. BI-RADS for sonography: positive and negative predictive values of sonographic features. AJR Am J Roentgenol 2005; **184**: 1260-1265
20) Hasni H, et al. Ultrasound in the assessment of the palpable breast mass. Med J Malaysia 2004; **59**: 486-494
21) Omoto K, et al. Study of the automated breast tumor extraction using 3D ultrasound imaging: the usefulness of depth-width ratio and surface-volume index. J Med Ultrason 2003; **30**: 103-110
22) Wang ZL, et al. Non-mass-like lesions on breast ultrasound: classification and correlation with histology. Radiol Med 2015; **120**: 905-910
23) Park JW, et al. Non-mass breast lesions on ultrasound: final outcomes and predictors of malignancy. Acta Radiol 2017; **58**: 1054-1060
24) 宇佐見陽子ほか．乳房超音波における多発小嚢胞像の検討．超音波医学 2011; **38**: 455-460
25) Song SE, et al. A prospective study about abnormal ductal dilatations without associated masses on breast US: what is the significance for us? Acard Radiol 2012; **19**: 293-302

26) Takei J, et al. Clinical implications of architectural distortion visualized by breast ultrasonography. Breast Cancer 2009; **16**: 132-135
27) Selinko VL, et al. Role of sonography in diagnosing and staging invasive lobular carcinoma. J Clin Ultrasound 2004; **32**: 323-332
28) Yang WT, Tse MG. Sonographic, mammographic, and histopathological correlation of symptomatic ductal carcinoma in situ. AJR Am J Roentgenol 2004; **182**: 101-110
29) Lee E, et al. Ultrasound imaging features of radial scars of the breast. Radiol 2007; **51**: 240-245
30) Soo MS, et al. Fat necrosis in the breast: sonographic features. Radiology 1998; **206**: 261-269
31) Ito A, et al. Breast disease: clinical application of US elastography for diagnosis. Radiology 2006; **239**: 341-350
32) 日本乳癌検診学会総合判定委員会（編）．マンモグラフィと超音波検査の総合判定マニュアル，篠原出版新社，東京，2015

# 第VII章
# 教育研修プログラム

乳がん検診では自覚症状のない乳がんを検出する必要があり，また乳がん以外の病変は治療の適応がなく，要精検としないことも重要である．よって，検診従事者は乳房超音波のみならず，乳腺疾患に関する広い知識を持ち，また技術的にも習熟している必要がある．そのためには十分な教育・研修が必要である．

## A. 検査実施者のトレーニング

乳がん超音波検診検査実施者のトレーニングとして義務づけられた内容・期間はない．しかし限られた時間内に全乳房を見逃しなく走査し，所見を有する個所を的確に画像として記録する技術が求められる．以上のことを考慮し，検査実施者のトレーニング法を示す．

### 1. プレ研修

乳房超音波検査を施行するうえで必要な知識を習得する．下記の内容が十分に習得されてから，実際の超音波検査に入る必要がある．乳がんの画像を経験するために臨床例の検査を見学することを推奨する．

- 乳がん検診の流れの理解
- 乳腺疾患，特に乳がんに関する医学的な基礎知識
- 乳がんの超音波画像に関する知識
- 接遇

### 2. 初期研修

臨床の場で超音波の探触子を走査するための必要な知識と技術を習得する．基本的には指導者が行う超音波検査の手技を見学し，一人で滞りなくスキャンするための知識を習得することが目標である．

・被検者の情報の入力方法，被検者の体位，ベッドの高さ，検者の姿勢，診断装置の設定（ゲイン，STC，ダイナミックレンジ，フォーカス，表示深度，モニタの高さや位置および輝度），探触子の持ち方，検査時の環境（部屋の明るさ，空調など）の習得

- スムーズな探触子の走査方法の習得
- 正常の乳腺と周囲組織の構造（解剖）と超音波画像の関係（対比）を理解する
- 正常のバリエーションを理解する
- 画像記録に関する知識の習得

### 3. 中期研修

実際に走査を行い，滞りなく超音波検査ができるようになることを目標とする．指導者が後方でチェックを行いながら必要に応じて指導・ダブルチェックを行う．この研修では単独で超音波検査が可能となることを目標とする．

- 許容できる時間内に乳房全体を検査することができる
- 病変を検出する能力の習得
- 的確に画像を記録する技術の習得

### 4. 後期研修

単独で超音波検査を行い，十分に検査を行えるかをチェックする，仕上げの研修である．検査終了後，詳細な討論を行う．必要に応じて動画の記録も行うことができればよりよい．

- 単独で超音波検査ができる
- 見逃しがなく，かつ，所見を拾い過ぎない
- 判定が可能な画像が記録できる
- 決められた時間内に超音波検査ができる

なお研修を終えても定期的なカンファレンス・勉強会への出席，自分の検査した結果の追跡を行い，定期的に施設全体の検診結果を知り，自分の結果と比較するなど，最新の知識の習得とフィードバックに努めることが推奨される．

## B. 精度管理のための教育プログラム

乳がん超音波検診の精度を全国的に保つためにJABTS（日本乳腺甲状腺超音波医学会）では2003年から乳がん超音波検診および精密検査従事者のための講習会を主催または共催してきた．J-STARTにおいても超音波検診の従事者および判定者はこの講習会を受講していることを必須とした．2013年度からはNPO法人日本乳がん検診精度管理中央機構が乳がん検診全体の精度管理のひとつとして超音波講習会を引き継ぐことになった．表1にこれまでの受講者数を示す．この講習会の目的は日本全国で，一定の水準以上の装置・技術・精度の乳がん超音波検診が行われるようにすること，要精検の判定基準を共通とすることである．講習会の対象は超音波検診の従事者（検査実施者および判定者），精密検査機関の従事者（超音波検査実施者および医師）である．超音波検査実施者は後期研修が終了した時点でこの講習会を受講することが推奨される．

コロナ禍以前の講習会は2日間の対面式の講義およびグループ講習・試験を行っていたが，コロナ禍で講習会の中断を余儀なくされた．2023年3月よりe-learningを導入した新しい形式

表1　JABTSおよび日本乳がん検診精度管理中央機構主催あるいは共催乳房超音波講習会受講者と評価

| 評価 | A | B | C | D | 評価不明 | 合計 |
|---|---|---|---|---|---|---|
| 技術部門 | 1,971 | 1,639 | 918 | 23 | 90 | 4,641 |
| 医師部門 | 1,058 | 1,497 | 967 | 94 | 52 | 3,668 |

（2022年12月31日現在）

表２　乳房超音波講習会 e-learning の内容

| 講　義 | | | 時間 |
|---|---|---|---|
| 講義 01 | 乳癌の基礎知識 | | 約 25 分 |
| 講義 02 | 検診の意義と精度管理 | | 約 18 分 |
| 講義 03 | 主な乳腺疾患 | | 約 32 分 |
| 講義 04 | 超音波の基礎と乳腺疾患の超音波組織特性 | | 約 22 分 |
| 講義 05 | 乳房超音波検査法 | | 約 29 分 |
| 講義 06 | 乳房超音波所見用語 _ 腫瘤 | | 約 16 分 |
| 講義 07 | 乳房超音波所見用語 _ 非腫瘤性病変 | | 約 16 分 |
| 講義 08 | 超音波検診の要精検基準とカテゴリー判定 | | 約 16 分 |
| 講義 09 | 乳腺疾患の診断的インターベンションの適応と方法 | | 約 13 分 |
| 演　習 | | | 時間 |
| 演習 01-01 | 組織特性に基づいた診断 | 後方エコーが減弱する病変 | 約 12 分 |
| 演習 01-02 | | 後方エコーが不変である病変 | 約 8 分 |
| 演習 01-03 | | 後方エコーが増強する病変 | 約 10 分 |
| 演習 02-01 | 要精検基準に則した判定法（腫瘤） | 腫瘤 1 | 約 18 分 |
| 演習 02-02 | | 腫瘤 2 | 約 22 分 |
| 演習 03-01 | 要精検基準に則した判定法（非腫瘤） | 乳管の異常 | 約 11 分 |
| 演習 03-02 | | 乳腺内の低エコー域 | 約 17 分 |
| 演習 03-03 | | 構築の乱れ・多発小囊胞 | 約 11 分 |
| 演習 03-04 | | 点状高エコーを主体とする病変・参考所見 | 約 7 分 |
| 演習 03-05 | | 症例検討 | 約 9 分 |
| 演習 04-01 | 総合判定 | 総合判定 | 約 18 分 |
| 演習 04-02 | | マンモグラフィから超音波検査への部位の同定 | 約 8 分 |
| 演習 04-03 | | 演習問題 1 | 約 14 分 |
| 演習 04-04 | | 演習問題 2 | 約 19 分 |
| 演習 05-01 | いろいろな病変と病変を見つけるコツ | いろいろな病変の超音波画像① | 約 13 分 |
| 演習 05-02 | | いろいろな病変の超音波画像② | 約 9 分 |
| 演習 05-03 | | いろいろな病変の超音波画像③ | 約 7 分 |
| 演習 05-04 | | 病変を見つけるコツ | 約 17 分 |
| 演習 06-01 | 走査法と画像評価 | 精度管理用ファントム | 約 6 分 |
| 演習 06-02 | | 画像評価 | 約 14 分 |
| 演習 06-03 | | 走査法 | 約 19 分 |

での講習会を再開した．e-learning 化で講習内容の視聴の時間と場所が自由になり，繰り返し視聴できるようになったことは大きなメリットである．さらにワークシートを使用した演習を e-learning に取り入れることによって，受動的な視聴にならないように工夫されている．現在，講習会受講は，①1 ヵ月間の間に表２のような内容の e-learning を受講，②会場で表３のように午前はグループに分かれて行う Q&A セッション，午後に画像評価・試験を行う１日のオンサイトのプログラムを合わせたものとなった．

表3　乳房超音波講習会　基本プログラム

| 時間 | 内容 | | | |
|---|---|---|---|---|
| 09:00～ | 開場 | | | |
| 09:10～10:00 | 講師集合・朝礼 | | | |
| 10:00～10:20 | 受付 | | | |
| 10:20～10:30 | 開講式・オリエンテーション | | | |
| | Q&A セッション（20分×4） | | | |
| | 腫瘤 | 非腫瘤 | その他 | Hands on |
| 10:35～10:55 | A | B | C | D |
| 11:00～11:20 | D | A | B | C |
| 11:25～11:45 | C | D | A | B |
| 11:50～12:10 | B | C | D | A |
| 12:15～12:45 | 画像評価（30分） | | | |
| 12:50～13:20 | 昼食　　※黙食 | | | |
| 13:20～14:00 | 試験オリエンテーション（40分） | | | |
| 14:00～15:50 | 画像試験（110分） | | | |
| 15:50～16:10 | 休憩・採点（20分） | | | |
| 16:10～17:10 | 解答・解説（60分） | | | |
| 17:10～17:20 | 閉講式 | | | |

## C. 検診従事者の認定

乳がん検診の従事者は教育の後にその能力を客観的に評価する必要がある．そのために前述した講習会における画像試験の結果から表4のように評価される．画像試験による認定とは，医師，技師ともにB評価以上である．

表４　試験および評価基準

| <医師> |
|---|
| 試験内容<br>　静止画　50 問<br>　動画　25 問<br>　スクリーニング動画　25 問 |
| 評価<br>A～C評価には静止画・動画，スクリーニング動画ともに感度50%以上，特異度50%以上が必要である．<br>加えて下記基準が適応される．<br>A：以下のすべてを満たすこと<br>　静止画・動画＋スクリーニング動画：感度 90%以上，特異度 90%以上<br>　推奨カテゴリー一致度 70%以上，疾患名の一致度 70%以上<br>B：A の基準を満たさず，以下のすべてを満たすこと<br>　静止画・動画＋スクリーニング動画：感度 80%以上，特異度 80%以上<br>　疾患名の一致度 60%以上<br>C：A，B でなく以下のすべてを満たすこと<br>　静止画・動画＋スクリーニング動画：：感度 70%以上，特異度 70%以上<br>D：A，B，C の基準に当てはまらない場合 |
| <技術> |
| 試験内容<br>　静止画　25 問<br>　動画　25 問<br>　スクリーニング動画　40 問 |
| 評価<br>A：以下のすべてを満たすこと<br>　静止画・動画＋スクリーニング動画：感度 90%以上，特異度 90%以上<br>　推奨カテゴリー一致度 70%以上，疾患名の一致度 60%以上<br>B：A の基準を満たさず，以下のすべてを満たすこと<br>　静止画・動画＋スクリーニング動画：感度 80%以上，特異度 80%以上<br>C：A，B でなく以下のすべてを満たすこと<br>　静止画・動画＋スクリーニング動画：：感度 70%以上，特異度 70%以上<br>D：A，B，C の基準に当てはまらない場合 |

# 第Ⅷ章
# 精密検査機関のあり方

精密検査機関は精度の高い精密検査を実施し，検診で要精査となった受診者が乳がんか，そうではないかを診断する．また，乳がんと診断された受診者を治療施設に紹介する（同一機関であってもよい）．精密検査結果を検診機関に返信することも精密検査機関の重要な責務である．

要精検とされた受診者ができるだけ速やかに受診できるように基準を満たす精密検査施設が日本全国に十分に存在することが望まれる．

## 1．乳がん検診の精密検査実施機関基準

日本乳癌検診学会精密検査基準検討委員会と日本乳癌学会の検診関連委員会で作成し，両学会の理事会の議を経て，公開されている．第一版平成 20 年 12 月 5 日　日本乳癌検診学会評議員会にて，平成 21 年 7 月 2 日　日本乳癌学会評議員会にて承認され，成立したがその後両委員会において改訂が検討され，現行のものは 2 度目の更新で令和 4 年 6 月 29 日日本乳癌学会総会，ならびに令和 4 年 11 月 12 日本乳癌検診学会評議員会にて，承認された．今回，精度管理に精密検査の均てん化を図るため診断カテゴリーを用いて判定しその推奨マネジメントを行う体制を整備することなどが設けられた．

乳がん検診の精密検査実施機関基準を p.76〜78 に示す．

# 乳がん検診の精密検査実施機関基準（2022年版）
# —日本乳癌学会・日本乳癌検診学会—

## はじめに

乳がん検診の精密検査実施機関基準（以下，本基準）は，乳がん検診により精密検査が必要とされた者（要精検者）が，精密検査実施機関における的確な診断を通じ乳がんの早期発見と適切な治療が保証されること，関連機関が乳がん検診精度向上のための情報を共有することを目的として，日本乳癌学会と日本乳癌検診学会の共同により作成された．

本基準は，乳がん検診の精度管理の一環として，都道府県の生活習慣病検診等管理指導協議会，地域の乳がん検診精度管理委員会等による精密検査実施機関の認定基準の目安として使用されることを想定している．職域における乳がん検診をはじめとする任意型乳がん検診においても，この基準が活用されることが望ましい．

## 1. 精密検査実施機関の定義

乳がん検診の精密検査実施機関は，要精検者に対して下記の検査および診断が行われ，乳がんと診断された場合に速やかに治療を行える，もしくは速やかに治療医と連携が取れる施設とする．

①問診/視触診
②マンモグラフィ
③乳房超音波検査
④画像誘導下生検

## 2. 精密検査実施機関の基準

精密検査は，日本乳癌学会の乳腺専門医または認定医[注1]が行うか，その医師を精密検査実施機関の責任医師とし[注2]，その監督下に行われること．精密検査を行う医師は，日本乳がん検診精度管理中央機構（精中機構）の主催・共催するマンモグラフィと乳房超音波検査の講習会を受講し，どちらもB判定以上の成績を取得された医師が行うことが望ましい．なお，この基準を満たしていない精密検査実施機関は速やかに基準を満たす努力を行うこと．

[注1]：機構の認定する新専門医制度が確定した時点で名称などが改変・更新される場合がある
[注2]：常勤か非常勤は問わないが，非常勤の場合は求めに応じて勤務実態を証明する必要がある

①問診/視触診
乳腺疾患の診療に習熟した医師，あるいは，その監督下に行われること
②マンモグラフィ

・NPO法人日本乳がん検診精度管理中央機構の施設画像評価に合格していること
・少なくとも2方向撮影・圧迫スポット撮影および拡大撮影が可能なこと
・NPO法人日本乳がん検診精度管理中央機構が主催あるいは共催する撮影技術および精度管理に関する講習会を修了し，評価B以上の診療放射線技師が撮影すること，あるいはその監督下に撮影されること
・NPO法人日本乳がん検診精度管理中央機構が主催あるいは共催する読影講習会を修了し，

十分な読影能力（評価B以上が望ましい）を有する医師により読影されること

③乳房超音波検査

・乳房精密検査用超音波装置として推奨される超音波診断装置と乳房用の適切な探触子を使用すること
・日本超音波医学会の超音波専門医（乳腺領域で資格を取得した者に限る），超音波検査士（体表）の資格を有しているか，検診のための基本講習プログラムに準じた超音波講習会[注3)]を修了している乳房超音波検査に習熟した医師・臨床検査技師・診療放射線技師・看護師が検査を行うこと．当面の間はその監督下で行われることを可とする．
・精中機構の主催・共催する乳房超音波講習会の試験でB判定以上の成績を取得された医師が診断することが望ましい
・画像および所見・診断を記録し，保管すること

[注3)]：精中機構の主催・共催する乳房超音波講習会がこれに相当する

④組織診

・生検は超音波ガイド下やステレオガイド下などの画像誘導下で行うこと第一選択とし，外科的生検は画像誘導下の生検で確定診断がつかなかった場合などの,「診断と治療を兼ねた」摘出生検に限定し，「診断目的」の切開生検はできる限り行わないこと
・画像誘導下生検に習熟した医師が行うこと．定期的に自身のPPV3[注4)]を算出して，精度管理委員会の求めに応じてそのデータを報告するとともに保管できる体制を整えることが望ましい
・吸引式組織生検は必須でないが，マンモグラフィのみで描出される石灰化病変に対する画像誘導下生検に対応できること（自施設で行うことができない場合は速やかに可能な施設と連携できること）
・組織診は病理医（病理専門医）により診断が行われること（常勤，非常勤は問わない）

[注4)]：PPV（Positive Predictive Value）は，検査で陽性と判定された場合の真陽性の確率である．乳がん検診の精度管理の指標として算出される（乳がん数）/（検診カテゴリー3以上の症例数）はPPV1と呼ばれる．PPV3は精密検査機関の乳房画像診断の医療の質の指標（QI）となり,（乳がん数）/（診断カテゴリー4，5の症例で組織生検が施行された症例数）で算出される（表参照）．検診カテゴリー，診断カテゴリー，PPV1，PPV2，PPV3についての詳細は，参考文献を参照のこと．

表　診断カテゴリーとその推奨マネジメント

| 診断カテゴリー | 悪性確信度 | 推奨マネジメント |
|---|---|---|
| 1 | 異常なし | 精検機関は終診<br>対策型乳がん検診の該当者には定期乳がん検診受診を勧奨する |
| 2 | 良性 | |
| 3 | 悪性を否定できず | 短期間（6ヵ月後など）の経過観察（マンモグラフィなどの画像監視の継続）を実施する |
| 4 | 悪性疑い | 組織（細胞）診断を必ず実施する |
| 5 | 悪性 | |

### 3. 記録の整備と報告

精密検査結果[注5)] を速やかに検診実施機関または市町村に報告する.

・受診者への結果の通知・説明，またはそのための市区町村への結果報告は，遅くとも精密検査実施機関受診後 8 週間以内に行う.

・この結果報告は精密検査実施機関の未受診率や未把握率の精度管理に重要であるので，経過観察となった場合も速やかに市区町村に報告すること，また，経過観察を経て最終的な結果が変更になった場合は，可能な限りその最終結果を市区町村に報告すること

・精密検査によりがんと診断された者については，確定診断の結果[注6)]，治療の状況[注7)] 等について記録し，検診実施機関または市町村に報告するとともに保管すること

注5)：診断のために行われた検査の種類・それに伴う合併症の有無・診断名を含む．臨床所見がある場合はそれも報告すること

注6)：がんの部位とプロセス評価に必要な項目（臨床病期）を必須とし，できれば最終的な病理組織型・病理学的な病期を含む

注7)：治療を他の機関に依頼した場合にはその施設名を報告する

### 4. 精度管理

精度管理は責任医師が積極的に行うこと

・精密検査の結果を検診実施機関及び市町村と共有し，検診機関の精度向上に協力すること

・精密検査実施機関の担当者は，地域における精度管理活動に定期的に参加すること

・精密検査の均てん化を図るため診断カテゴリーを用いて判定しその推奨マネジメントを行うこと，特に診断カテゴリー 3 と判定した症例（表参照）に対する経過を追跡して結果を把握できる体制を検診機関と整備すること

・その他，定期的なカンファレンス開催など，精度管理に関する事項が適切に実施できること

### 5. 本基準の改定

本基準は適時見直されることが必要である.

### 附記

1) 本基準は平成 20 年 12 月 5 日 日本乳癌検診学会評議員会にて，平成 21 年 7 月 2 日 日本乳癌学会評議員会にて承認され，成立した.

2) 本基準の改訂は，平成 25 年 11 月 8 日 日本乳癌検診学会評議員会にて，平成 26 年 7 月 9 日 日本乳癌学会評議員会にて承認された.

3) 本基準の改訂は，令和 4 年 6 月 29 日 日本乳癌学会評議員会にて，令和 4 年 11 月 12 日 日本乳癌検診学会評議員会にて承認された.

### 参考文献

1)　日本乳癌学会(編)．検診カテゴリーと診断カテゴリーに基づく乳がん検診精検報告書作成マニュアル

2)　日本乳癌学会乳癌診療ガイドライン，検診・画像診断総説 5，検診カテゴリーと診断カテゴリー
https://jbcs.xsrv.jp/guidline/2018/index/kenshingazo/1a5/

# 索 引

**超音波による乳がん検診の手引き（改訂第２版）～精度管理マニュアル～**

2016年 7月 20日　第1版第1刷発行
2020年 1月 20日　第1版第2刷発行
2023年 11月 25日　改訂第2版発行

編集者　日本乳癌検診学会乳房超音波検診精度管理委員会
発行者　小立健太
発行所　株式会社 南 江 堂
〒113-8410 東京都文京区本郷三丁目42番6号
☎(出版) 03-3811-7198 (営業) 03-3811-7239
ホームページ https://www.nankodo.co.jp/
印刷・製本 日経印刷
装丁 葛巻知世(アメイジングクラウド)

Quality Assurance Guideline for Adjunctive Ultrasonography in Breast Cancer Screening, 2nd Edition


Printed and Bound in Japan
ISBN978-4-524-20456-4

定価は表紙に表示してあります.
落丁・乱丁の場合はお取り替えいたします.
ご意見・お問い合わせはホームページまでお寄せください.